书晓 吴晓平 姜雅琴 主编

五官科学
及其临床研究

WUGUANKEXUE JIQI LINCHUANG YANJIU

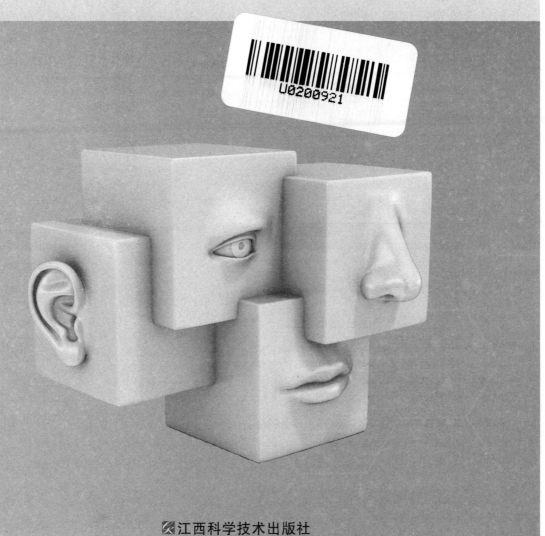

江西科学技术出版社

江西·南昌

图书在版编目（CIP）数据

五官科学及其临床研究/吴书晓, 吴晓平, 姜雅琴
主编. –南昌：江西科学技术出版社, 2021.11（2023.7重印）
ISBN 978-7-5390-6786-5

Ⅰ.①五… Ⅱ.①吴… ②吴… ③姜… Ⅲ.①五官科
学 – 研究 Ⅳ.①R76

中国版本图书馆CIP数据核字（2019）第053529号

国际互联网（Internet）地址：
http://www.jxkjcbs.com
选题序号：ZK2018467
图书代码：B19037–102

五官科学及其临床研究　　　　　　　　吴书晓　　吴晓平　　姜雅琴　　主编

出版发行	江西科学技术出版社
社址	南昌市蓼洲街2号附1号
	邮编：330009　电话：（0791）86623491　86639342（传真）
印刷	永清县晔盛亚胶印有限公司
经销	各地新华书店
开本	787 mm × 1092 mm　1/16
字数	160千字
印张	9.25
版次	2021年11月第1版　2023年7月第2次印刷
书号	ISBN 978-7-5390-6786-5
定价	45.00元

赣版权登字–03–2019–067

前 言

　　眼科的全称是"眼病专科"。眼科是研究发生在视觉系统,包括眼球及与其相关联的组织有关疾病的学科。1851 年,德国的 Helmholtz 发明了检眼镜,眼科学才真正独立成为一门学科。眼科疾病主要包括白内障、青光眼、眼部感染性炎症、眼干燥症、黄斑变性、视网膜病变、眼表过敏症等疾病。随着人口老龄化和现代人用眼过度,眼科疾病发病率逐年升高,本书就眼科常见疾病检查及诊疗进行了综述。

　　"耳鼻喉科"是诊断治疗耳、鼻、咽喉及其相关头颈区域的外科学科,常见的耳鼻咽喉科疾病主要有:耳部疾病:中耳炎、耳鸣、外耳炎、耳聋、鼓膜穿孔、鼓膜修补、听力障碍;鼻部疾病:急性鼻炎、慢性鼻炎、鼻窦炎、鼻息肉、过敏鼻炎、鼻部整形;咽喉疾病:喉炎、慢性咽炎、扁桃体炎、鼾症、声带息肉、急性咽炎以上为耳鼻咽喉科疾病分类中比较常见的病症。除这些之外,耳鼻咽喉科还有慢性中耳炎、鼻中隔偏曲等等。

　　口腔科是医学学科分类之一。主要口腔科疾病包括:口腔颌面部皮样、表皮颌下间隙感染、颌面部淋巴管瘤、齿状突发育畸形、上颌窦恶性肿瘤、颌骨造釉细胞瘤、慢性筛窦炎、下颌后缩、四环素牙、舌白斑等疾病。现在的技术,许多牙周病完全可以治愈。

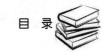

目 录

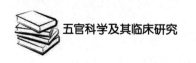

第一篇　眼科科学与疾病

第一章　眼结构与诊疗方法

第一节　眼球的结构与功能

成人的眼球(eye ball)近似球形。其前后径约24mm,垂直径约23mm,水平径约23.5mm。眼球前面顶点称为前极,后面顶点称为后极。在前后极之间绕眼球一周称赤道。眼球位于眼眶的前半部,借筋膜与眶壁、周围脂肪、结缔组织和眼肌等包绕以维持其正常位置,减少眼球的震动。眼球前面的角膜和部份巩膜暴露在眼眶之外,眼球前面有上下眼睑保护。眼球由眼球壁和眼内容物组成。

一、眼球壁

（一）外层,纤维膜(fibrous tunic)

为眼球的最外层,由坚韧致密的纤维组织构成。前1/6为透明的角膜,后5/6为瓷白色不透明的巩膜。两者结合处称角巩膜缘。眼球的外层具有保护眼球内部组织、维持眼球形状的作用,透明角膜还有屈光作用。

1. 角膜(cornea)

位于眼球正前方,略呈横椭圆形,稍向前突出。横径为11.5~12cm,垂直径约为10.5~11mm。周边厚度约为1mm,中央稍薄约为0.6mm。其前表面的曲率半径为7.8mm,后表面为6.8mm。

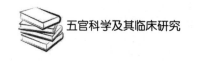
组织学上,角膜由外向内分为五层。

(1)上皮细胞层:由复层鳞状上皮构成,有5~6层细胞。在角膜缘处与球结膜上皮细胞相连。此层对细菌有较强的抵抗力,再生能力强,损伤后修复较快,且不留瘢痕。

(2)前弹力层(Bowman's membrane):是一层均匀无结构的透明薄膜,损伤后不能再生。

(3)基质层(实质层):占角膜全厚90%以上。约由200层排列整齐的纤维薄板构成。板层间互相交错排列,与角膜表面平行,极有规则,具有相同的屈光指数。板层由胶原纤维构成,其间有固定细胞和少数游走细胞,以及丰富的透明质酸和一定含量的粘多糖。基质层延伸至周围的巩膜组织中。此层损伤后不能完全再生,而由不透明的瘢痕组织所代替。

(4)后弹力层(Descemet's membrane):系一层富有弹性的透明薄膜,坚韧、抵抗力较强,损伤后可迅速再生。

(5)内皮细胞层:紧贴于后弹力层后面,由一层六角形细胞构成。具有角膜——房水屏障作用。损伤后不能再生,常引起基质层水肿,其缺损区依靠邻近的内皮细胞扩展和移行来复盖。

除上述五层外,在角膜表面还有一层泪液膜(precorneal tearfilm),具有防止角膜干燥和维持角膜平滑以及光学性能的作用。泪液膜由外到内由脂质层、泪液层、粘液层三层构成。

角膜的生理特点是:

(1)透明性,无角化层,无血管,细胞无色素,保证外界光线的透入。

(2)屈光性,角膜的屈光指数为1.337,与空气的屈光指数(为1)相差大,其前后面有一定的曲率半径,一般具有+43D的屈光力。

(3)无血管,其营养主要来源于角膜缘血管网和房水。代谢所需的氧80%来自空气,15%来自角膜缘血管网,5%来自房水。

(4)感觉神经丰富,第V颅神经的眼支密布于上皮细胞之间,无髓鞘,感觉灵敏,对保护角膜眼球具有重要的作用。

(5)角膜与结膜、巩膜、虹膜在组织学上有密切联系。一些疾病常互相影响。

2. 巩膜(sclera)

眼球后5/6外层为巩膜。质地坚韧、不透明呈瓷白色,厚度约为0.3~1mm。其外面由眼球筋膜复盖包裹,四周有眼外肌肌腱附着,前面被结膜复盖。前部与角膜相连,其后稍偏内有视神经穿出,形成多孔的筛板。巩膜表面因血管、神经出入而形成许多小孔。后部的小孔在视神经周围,为睫状后动脉及睫状神经所通过。中部在眼赤道后约4~6mm处,有涡静脉的出口。前部距角膜缘约2~4mm处,有睫状前血管通过,此处巩膜常有色素细胞聚集成堆,呈青灰色斑点状,数量多时称先天性色素沉着症。组织学上,巩膜分为三层。

(1)表层:由疏松结缔组织构成,与眼球筋膜相连。此层血管、神经较丰富。发炎时充血明显,有疼痛、压痛。

(2)基质层:由致密结缔组织和弹力纤维构成,纤维合成束,互相交叉,排列不整齐,不透明,血管极少。

(3)棕黑板:结缔组织纤维束细小、弹力纤维显著增多,有大量的色素细胞,使巩膜内面呈棕色外观。此层内面是脉络膜上腔。

巩膜的生理特点有:

(1)除表层富有血管外,深层血管、神经极少,代谢缓慢,故炎症时不如其它组织急剧,但病程迁延。

(2)巩膜各处厚度不同。视神经周围最厚约为1mm,但视神经穿过的筛板处最薄弱,易受眼内压影响,在青光眼形成特异性凹陷,称青光眼杯。赤道部约厚0.4~0.6mm,在直肌肌腱附着处约为0.3mm。

(3)由于巩膜致密、坚韧、透明,故对维护眼球形状、保护眼球不受损伤及遮光等具有重要作用。

3. 角膜缘和前房角

角膜缘(limbus):是指从透明的角膜到不透明的巩膜之间灰白色的连接区,平均宽约1mm,角膜前弹力层的止端是球结膜的附着缘,后弹力层的止端是小梁网组织的前附着缘。在切面上,此两缘的联线就是角、巩膜的分界线,此区内角膜嵌入膜,在内外表面分别形成巩膜内沟和外沟。

前房角(angle of anterior chamber):位于前房的边缘部内。由角膜缘、睫状体及虹膜根部围绕而成,其前壁为角膜缘,后膜为虹膜根部,两壁在睫状体前面相遇,构成房角隐窝。

(1)前房角前壁的前界线称Schwalbe线,在前房角镜下呈一条灰白色发亮略成突起的线,为角膜后弹力层的终止部。

(2)巩膜突:是巩膜内沟的后缘,向前房突起,为睫状肌纵行纤维的附着部。

(3)巩膜静脉窦:即Schlemm管,是一个围绕前房角一周的环行管。位于巩膜突

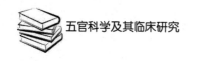

稍前的巩膜内沟中,表面由小梁网所复盖,向外通过巩膜内静脉网或直接经房水静脉将房水运出球外,向内与前房交通。

(4)小梁网(trabecular meshwork):为位于巩膜静脉窦内侧、Schwalbe 线和巩膜突之间的结构。房角镜下是一条宽约 0.5mm 的浅灰色透明带,随年龄增加呈黄色或棕色,常附有色素颗粒,是房水排出的主要区域。组织学上是以胶原纤维为核心、围以弹力纤维及玻璃样物质,最外层是内皮细胞。

(5)前房角后壁:为虹膜根部,它的形态与房角的宽窄有密切关系。

(6)房角隐窝:由睫状体前端构成,房角镜下为一条灰黑色的条带称睫状体带。

临床上角膜缘、前房角的重要性在于:

(1)后弹力层止端与巩膜突之间有巩膜静脉窦、小梁网等前房角结构,是眼内液循环房水排出的主要通道。与各种类型青光眼的发病和治疗有关。

(2)角膜缘是内眼手术切口的重要进路。

(3)此处组织结构薄弱,眼球受外伤时,容易破裂。

(二)中层,葡萄膜(uvea)

由于此层颜色近似紫色葡萄故称葡萄膜,也称色素膜和血管膜。具有遮光、供给眼球营养的功能。自前向后分为虹膜、睫状体和脉络膜三部分。

1. 虹膜(iris)

是葡萄膜最前部分,位于晶体前,周边与睫状体相连续。形如圆盘状,中央有一直径为 2.5~4mm 的圆孔,称瞳孔(pupil)。虹膜表面不平坦,有凹陷的隐窝和辐射状条纹皱褶称虹膜纹理。距瞳孔缘约 1.5mm 处,有一环形锯齿状隆起,称虹膜卷缩轮(irisfrill)是虹膜小动脉环所在处。由此轮将虹膜分为虹膜瞳孔部和虹膜睫状体部。虹膜与睫状体相连处称虹膜根部。在虹膜根部稍后方有虹膜动脉大环。虹膜有环行瞳孔括约肌受付交感神经支配和放射状的瞳孔开大肌受交感神经支配,能调节瞳孔的大小。瞳孔可随光线的强弱而改变其大小,称瞳孔对光反射。

虹膜的组织结构主要分为二层。即虹膜基质层,由疏松结缔组织、血管、神经和色素细胞构成。内层为色素上皮层,其前面有瞳孔扩大肌。

虹膜的生理特点是:

(1)主要为调节进入眼内的光线。

(2)由于密布第 V 颅神经纤维网,在炎症时反应重,有剧烈的眼疼。

2. 睫状体(ciliarybody)

贴附于巩膜内面,前接虹膜根部,后与脉络膜相连,是葡萄膜中间部分。宽约 6~

6.5mm。睫状体分为两部分：前 1/3 宽约 2mm 较肥厚称睫状冠，其内侧面有 70~80 个纵行放射状突起叫睫状突，主要功能是产生房水。后 2/3 宽约 4~4.5mm，薄而平坦称睫状体平坦部（或睫状环）。从睫状体至晶状体赤道部有纤细的晶体悬韧带与晶体联系。睫状体内有睫状肌，与虹膜中的瞳孔括约肌、瞳孔扩大肌统称为眼内肌。组织学上睫状体从外向内主要由睫状体棕黑板、睫状肌、睫状上皮细胞等构成。睫状肌含有三种平滑肌纤维，即纵行肌纤维、放射状肌纤维和环行肌纤维。

睫状体的生理特点是：

（1）睫状突的上皮细胞产生房水，与眼压及眼球内部组织营养代谢有关。

（2）调节晶状体的屈光力。当睫状肌收缩时（主要是环行肌），悬韧带松弛，晶体借助于本身的弹性变凸，屈光力增加，可看清近处的物体。

（3）睫状体也富有三叉神经末梢，在炎症时，眼疼明显。

3. 脉络膜（choroid）

脉络膜包围整个眼球的后部，前起于锯齿缘，和睫状体扁平部相连，后止于视盘周围。脉络膜和巩膜联系疏松，二者之间存有潜在性间隙叫脉络膜上腔；但和视网膜色素上皮层则连接紧密。

组织结构上由外向内主要分：

（1）脉络膜上组织（构成脉络膜上腔）。

（2）血管层，包括大血管层、中血管层和毛细血管层。

（3）玻璃膜（Bruch 膜）。脉络膜血液供应极为丰富，来源于睫状后动脉，在脉络内大血管逐渐变为小血管和毛细血管。每支小动脉具有一定的灌注区，呈节段状划区供应。

脉络膜生理特点：

（1）富有血管，起着营养视网膜外层、晶状体和玻璃体等的作用。

由于流量大、流速较慢、病原体在此处易滞留，造成脉络膜疾病。脉络膜毛细血管壁有许多小孔，荧光血管造影时，荧光素可以从其管壁漏出。

（2）含有丰富的色素，有遮光作用。

（3）炎症时有淋巴细胞、浆细胞渗出。

（三）内层，视网膜（retina）

是一层透明的薄膜，前部止于锯齿缘，后部到视盘。视网膜是由色素上皮层和视网膜感觉层组成，两层间在病理情况下可分开，称为视网膜脱离。

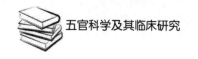

1. 视网膜色素上皮层

此层与脉络膜的玻璃膜紧密相连,是由排列整齐的单层六角形柱状色素上皮细胞组成。这些细胞具有皱褶的基底膜、胞体,细胞顶部的黑色素粒和微绒毛。相邻的细胞间有连接复合体,其紧密连接构成血-视网膜外屏障。

视网膜色素上皮层的主要作用为

(1)支持光感受器细胞,贮存并传递视觉活动必需的物质如维生素 A。

(2)吞噬、消化光感受器外节盘膜以及视网膜代谢产生的一些物质。

(3)作为血-视网膜外屏障,维持视网膜内环境的稳定。

(4)从脉络膜毛细血管输送营养给视网膜外层。

(5)遮光、散热作用。

(6)再生和修复作用等。视网膜色素上皮细胞的异常总是引起光感受器细胞的病变及坏死。

2. 感觉部视网膜

感觉部视网膜由三级神经元、神经胶质细胞和血管组成。最外层为第一神经元,称光感受器细胞(photoreepter cells),是接受、转变光刺激的神经上皮细胞。细胞有两种:一种是锥细胞,主要集中在黄斑区,有辨色作用,能感受强光,司明视觉,有精细辨别力,形成中心视力。一种是杆细胞,分布在黄斑区以外的视网膜,无辨色功能,感受弱光,司暗视觉,形成周边视力(视野)。居于内层的为第三级神经元是传导神经冲动的神经节细胞,其轴突汇集一起形成视神经。第二级神经元为双极细胞,位于第一、第三级神经元之间,起联络作用。

光感受器细胞受光射,接受刺激后其中的视色素发生化学变化产生膜电位改变,并形成神经冲动通过双极细胞传到神经节细胞,最后通过视神经沿视路终达大脑枕叶视觉中枢产生视觉。

光感受器细胞(锥细胞和杆细胞)的超微结构包括外节、内节、连接纤毛、体部和突触。在生理功能上,外节居重要地位。外节由许多扁平膜盘堆积组成,约含 700 个。外节的外周为浆膜所围绕。锥细胞外段呈圆锥形,其膜盘与浆膜连续,膜盘含有三种与色觉相应的视色素。杆细胞外节则为圆柱形,膜盘与浆膜分离,膜盘内充满视紫红质,为感光色素。膜盘脱落与光刺激有关,其吞噬则由视网膜色素上皮完成。

光感受器细胞的光化学反应过程,目前对杆细胞研究的比较清楚,在杆细胞外节中含有视紫红质,由维生素 A 醛和视蛋白相结合而成。在光的作用下,视紫红质退色、分解为全反-视黄醛和视蛋白。在视黄醛还原酶和辅酶的作用下,全反-视黄醛又还原为无活性的全反-维生素 A，并经血流入肝脏，再转变为顺-维生素 A。顺-维生素 A 再经血入眼内，经视黄醛还原酶和辅酶 I 的氧化作用，成为有活性的顺-视黄醛，在暗处再与视蛋白合成视紫红质。在暗处视紫红质的再合成，能提高视网膜对弱光线的敏感性。在上述光化学反应中，如果缺乏维生素 A 等，就会导致视紫红质再合成发生障碍，引起暗适应功能降低或消失，于是在弱光线下（晚上），看不见东西，临床上称夜盲症。

已知锥细胞中含有视紫蓝质、视紫质、视青质，也是由一种维生素 A 醛及视蛋白结合而成，是锥细胞感光功能的物质基础，与明视觉和色觉有关。但其光化学反应比较复杂，尚没有充分得以阐明。

视盘（opticdisc）：也称视乳头，位于眼球后极稍偏鼻侧，直径约 1.5mm，是视神经纤维汇集穿出眼球的部位。其中央呈漏斗状，称生理凹陷，其形状、大小、位置、深度因人而异。视盘无感光细胞、故无视觉。所以在正常视野中存在一个盲点叫生理盲点。视盘有丰富的血管所以呈淡红色。

黄斑（maculalutea）：视网膜内面正对视轴处，距视盘约 3~4mm 的颞侧稍偏下方，有一椭圆形凹陷区称黄斑。其直径约 1~3mm，为锥细胞集中处。黄斑区没有视网膜血管，此区营养主要依靠脉络膜毛细血管层供应。该区中央有一凹称中心凹，此处视网膜最薄，只有锥细胞，视网膜的其它各层均向旁侧散开，呈斜坡状。光线到达中心凹时能直接照射到锥细胞上，是中心视力最敏锐之处。黄斑区以外的视网膜司周边视力。由于黄斑至视盘的神经纤维称盘斑束呈弧形分布，约为视神经所含全部纤维一半，从而保证了黄斑的生理功能需要。锯齿缘（oraserrata），为视网膜感觉部前端的终止处，距角巩膜缘约 6.6~7.9mm，眼杯之潜在间隙在此处吻合闭锁。

二、眼内容物

包括房水、晶状体和玻璃体。通常与角膜一起统称为眼的屈光间质。特点是透明、无血管、具有一定的屈光指数，保证光线通过。

（一）房水（agueous humor）

在角膜后面与虹膜和晶体前面之间的空隙叫前房，中央部深约 2.5~3mm，其周围部称前房角。在虹膜后面，睫状体和晶状体赤道部之间的环形间隙叫后房。充满前、后房的透明液体叫房水。房水由睫状突上皮细胞产生，总量约为 0.25~0.3ml。主要成分为水，含有少量氯化物、蛋白质、维生素 C、尿素及无机盐类等，房水呈弱碱性，比重较水略高。

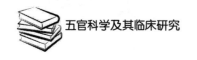

房水的主要功能是：

(1)供给眼内组织,尤其是角膜、晶状体的营养和氧气,并排出其新陈代谢产物。

(2)维持眼内压。房水的产生和排出与眼内压关系密切,正常时两者处于平衡状态。当某种因素使平衡失调,可导致眼压的增高或降低,对眼组织和视功能造成障碍。

(3)是屈光间质之一,具有屈光作用,屈光指数为 1.3336。

睫状突上皮产生房水→后房→瞳孔→前房→前房角→小梁网→巩膜静脉窦(Schlemm 管)→经集液管和房水静脉→最后进入巩膜表层的睫状前静脉而归入全身血循环。少量房水在虹膜表面隐窝处被吸收,此外尚有少部分房水经脉络膜上腔吸收。

(二)晶状体(lens)

是一个双凸透镜状的富于弹性的透明体。位于虹膜、瞳孔之后,玻璃体之前,借晶体悬韧带与睫状体联系。晶体后表面的凸度大于前表面,是重要的屈光间质之一。后表面中央叫后极,前表面中央叫前极,显露于瞳孔中央。前后两面交界处叫赤道。成人晶体直径约 9~10mm,厚约 4~5mm。

1. 晶体囊膜

是一层富于弹性无细胞的透明薄膜,完整地包绕在晶体周围。前面的称前囊,后面的称后囊,各部位囊膜厚度不一致,后囊较前囊薄,周边部比中央区厚。

2. 上皮细胞

位于前囊内面直到赤道部附近,为一单层细胞,能不断分裂增殖推向赤道部,在赤道部逐渐延长,最后变成晶体纤维。而后囊膜下没有上皮细胞。

3. 晶体纤维

是构成晶状体的主要成份。其结构层次颇类似洋葱头,可分为两部分。

(1)晶体皮质,新形成的晶体纤维位于囊膜下,居于外层,质软,构成晶体皮质。随纤维的老化,旧的纤维被挤向中央、脱水、硬化而形成晶状体核。

(2)晶状体核,自外向内可为成人核、婴儿核、胎儿核、胚胎核。

4. 晶体悬韧带

又称睫状小带,由一系列无弹性的坚韧纤维组成。从视网膜边缘、睫状体到达晶体赤道部附近,将晶体悬挂在生理位置上,同时协助睫状肌作用于晶状体而起到调节作用。

晶状体的生理特点是：

(1)晶体透明、无血管,是重要的屈光间质,其屈光力约为 19D。其营养主要来自房水,新陈代谢复杂。当代谢障碍或囊膜受损时,晶状体就变混浊,形成白内障而影响视力。

(2)晶体具有弹性,借助于睫状肌、悬韧带的作用改变其屈光力而具有调节作用。随年龄的增加,晶体变硬、弹性减弱而导致调节作用减退,出现老视。

（三）玻璃体(vitreous)

为透明、无血管、无神经具有一定弹性的胶体。充满在晶状体后的空腔内,是眼屈光间质之一。前面有一凹面称玻璃体凹,晶体后面座落其内,其它部分与视网膜和睫状体相贴,其间以视盘周围和锯齿缘前 2mm 处结合最紧密。在玻璃体中央可见密度较低的狭长漏斗状管,称玻璃体管(Cloquet 管),在胚胎时有玻璃体动脉通过。玻璃体主要由胶原纤维及酸性粘多糖组成,其表层致密,形成玻璃样膜。

玻璃体的生理特点是:

(1)玻璃体无血管、无神经、透明,具有屈光作用。其营养来自脉络膜和房水,本身代谢极低,无再生能力,脱失后留下的空隙由房水填充。当玻璃体周围组织发生病变时,玻璃体代谢也受到影响而发生液化、变性和混浊。

(2)玻璃体充满眼球后 4/5 的玻璃体腔内,起着支撑视网膜和维持眼内压的作用。如果玻璃体脱失、液化、变性或形成机化条带,不但影响其透明度,而且易导致视网膜脱离。

第二节　视路与视中枢的结构与功能

视路是视觉感受器的神经冲动由视细胞传至视觉中枢的通路。

视网膜神经节细胞的轴突,汇合后穿过巩膜筛板,形成视神经,经视神经孔入颅。视神经外面包绕三层鞘膜,即硬脑膜、蛛网膜和软脑膜,为三层脑膜的延续。鞘膜间隙与相应的脑膜间隙相通。因此某些颅内病变常引起视乳头的变化,在诊断上有一定的意义。

两侧视神经入颅后在蝶鞍处形成视交叉。来自鼻侧视网膜的纤维在此处互相交叉到对侧,与未交叉的纤维汇合成视束。视束终止于外侧膝状体,交换神经元后发出的神经纤维呈扇形分布形成视放线,最后终止于枕叶皮质。视路各部神经纤维排列有一定的规律,若视路某处受损,即出玫视野的相应变化。因此,不同的视野变化。可作为诊断某些疾病病变部位的依据。

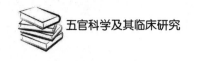

眼的附属器官包括眼眶、眼睑、泪器、结膜、眼外肌。

一、眼眶

眼眶为四边锥形的骨窝，其底边向前尖朝后，由额骨、蝶骨、筛骨、腭骨、泪骨、上颌骨、颧骨等 7 块骨组成，深约 5cm。

容积为 25~28ml。内有眼球、脂肪、肌肉、神经、血管、筋膜、泪腺等。眼眶与额窦、筛窦，上颌窦、蝶窦相邻，故副鼻窦的炎症或肿瘤可影响至眶内。眶尖有一孔二裂。尖端即为视神经孔，有视神经和眼动脉通过。视神经孔外侧有眶上裂、动眼神经、滑车神经、外展神经及三叉神经的眼支和眼静脉由此通过。眶外壁与眶下壁之间

有眶下裂，三叉神经的第二支和眶下动脉由此通过。另外，在眶上缘内 1 乃与外 2 乃交界处为眶上切迹，有眶上神经及眶上动脉通过。

二、眼睑

眼睑为位于眼眶前部，覆盖于眼球表面的软组织。分上、下两部分，有保护眼球的作用。上、下眼睑间的裂隙称睑裂。正常睁眼时，上睑缘可达角膜上缘下 2mm。上下眼睑相连处为眦。靠近鼻侧为内眦，靠近颞侧为外眦。内眦处有肉状隆起为泪阜；泪阜周围的浅窝为泪湖；泪阜外侧有一淡红色纵行皱褶，称半月皱襞。眼睑的边缘称睑缘，睑缘前唇有 2~3 行排列整齐的睫毛，后唇有睑板腺开口，前、后唇之间称唇间线或灰白线。

眼睑的组织结构由外向内分为皮肤、皮下组织、肌肉、睑板、睑结膜五层。

（一）皮肤

为全身皮肤最薄处，血管分布丰富，易形成皱褶。

（二）皮下组织

为疏松的结缔组织和少量脂肪，有炎症和外伤时，易发生水肿和瘀血。

（三）肌肉

主要有两种肌肉，一是眼轮匝肌，其肌纤维与睑缘基本平行，专司闭眼，由面神经支配；一是提上睑肌，起源于眶尖的总腱环，沿眶上壁向前至眶缘呈扇形伸展，一部分止于睑板上缘，一部分穿过眼轮匝肌止于上睑皮肤，具有提睑作用，受动眼神经支配。

（四）睑板

为致密的结缔组织，质硬似软骨，是眼睑的支架。睑板内外两端各连一带状结缔组织，即内、外眦韧带。睑板内有垂直排列的睑板腺，开口于睑缘，它分泌脂质，构成泪

膜的最表层,它可稳定泪膜并阻止水分的蒸发,且有对眼表面起润滑及防止泪液外溢的作用。

(五)睑结膜

是紧贴在睑板后面的粘膜组织,不能移动,透明而光滑,有清晰的微细血管分布。在睑缘内 2mm 处,有一与睑缘平行的浅沟,称睑板下沟,是异物最易存留的地方。

三、泪器

泪器包括分泌泪液的泪腺及排泄泪液的泪道两部分。

(一)泪腺

泪腺位于眼眶外上方的泪腺窝内,有排泄管 10~20 条,开口于外侧上穹窿结膜部,能分泌泪液,湿润眼球。泪液中含有少量溶菌酶和免疫球蛋白 A,故有杀菌作用。血液供应来自泪腺动脉。泪腺神经为混合神经,由第 V 颅神经眼支、面神经中的副交感神经纤维和颈内动脉丛的交感神经纤维支配。

(二)泪道

泪道是排泄泪液的通道。由泪点、泪小管、泪囊、鼻泪管组成。

1. 泪点

是引流泪液的起点,位于上、下睑缘内侧端乳头状突起上,直径约 0.2~0.3mm。孔口与泪湖紧靠,利于泪液进入泪点。

2. 泪小管

是连接泪点与泪囊的小管,长约 10mm。开始约 2mm 与睑缘垂直、后与睑缘平行,到达泪囊前,上、下泪小管多先汇合成泪总管然后进入泪囊。也有上、下泪小管各自分别进入泪囊者。

3. 泪囊

位于眶内壁前下方的泪囊窝内,是泪道最膨大的部分。泪囊大部分在内眦韧带的下方,上端为盲端,下端与鼻泪管相接,长约 12mm,宽约 4~7mm。

4. 鼻泪管

位于骨部的鼻泪管内,上端与泪囊相接,下端开口于下鼻道。

正常情况下,依靠瞬目和泪小管的虹吸作用,泪液自泪点排泄至鼻腔。若某一部位发生阻塞,即可产生溢泪。

四、结膜

结膜为一层菲薄透明的粘膜,覆盖于睑板及巩膜的表面。根据解剖部位可分为睑

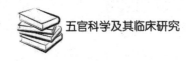

结膜、球结膜、穹窿结膜。这三部分结膜和角膜在眼球前面形成一个以睑裂为开口的囊状间隙,称结膜囊。

（一）睑结膜

见眼睑解剖。

（二）球结膜

覆盖在眼球前部巩膜的表面,附着较为疏松,可以移动,在角膜缘处移行为角膜上皮,此处附着较紧。

（三）穹窿部结膜

是睑结膜与球结膜相互移行的皱褶部分,组织疏松,有利于眼球自由转动。

结膜含有杯状细胞、副泪腺等分泌腺,能分泌粘蛋白与水样液,以参与组成泪膜,维持眼表保护功能。

五、眼外肌

是司眼球运动的肌肉。每眼眼外肌有 6 条,即 4 条直肌和 2 条斜肌,直肌有上直肌、下直肌、内直肌和外直肌,斜肌有上斜肌和下斜肌。

所有直肌及上斜肌均起自眶尖的总腱环,下斜肌起自眶下壁前内缘,它们分别附着在眼球赤道部附近的巩膜上。当某条肌肉收缩时,能使眼球向一定方向转动。内直肌使眼球内转;外直肌使眼球外转;上直肌主要使眼球上转,其次为内转、内旋;下直肌主要使眼球下转,其次为内转、外旋;上斜肌主要使眼球内旋,其次为下转、外转;下斜肌主要使眼球外旋,其次为上转、外转。

神经支配:内、上、下;直肌及下斜肌均受动眼神经支配,外直肌受外展神经支配,上斜肌受滑车神经支配。

眼外肌的作用主要是使眼球灵活地向各方向转动。但肌+肉之间的活动是相互合作、相互协调的。如此,才能使眼球运动自如,保证双眼单视。如果有某条肌肉麻痹(支配该肌的神经麻痹)时,肌肉之间失去协调,即可发生眼位偏斜而出现复视。

第三节　眼科检查

一、检查程序及各项内容要领

眼的一般检查,应当有系统地先右后左,由外向内,按顺序进行,才不致于遗漏重要的体征。也应具体情况具体对待。对有穿破伤或深层角膜溃疡的眼,切忌压迫眼球(如翻眼睑等),以免加重损伤;对疼痛较重或刺激症状较明显而主要诊断已经明确者,可先做处理,待症状缓解后再做进一步检查;如果诊断尚未明确,可滴0.5%卡因液1~2次,在表面麻醉下进行检查,对小儿患者,一般不要强调系统检查,一些必要的但又带有不适感的检查或操作,如翻眼睑等,应放在最后。具体的检查程序与内容要领分别叙述如下:

1. 视力

远视力(包括小孔视力)、近视力、以及戴镜远、近视力。记录时,先记右眼,后记左眼。

2. 眼睑

注意皮肤颜色,有无炎症、水肿、皮疹、包块、压痛或捻发音;睑缘或眦部糜烂,有无内翻、外翻、倒睫、下垂、闭合不全;两侧睑裂大小是否对称,眉毛及睫毛有无脱落、变色;耳前淋巴结有无肿痛;并注意两侧眼睑是否对称,眶缘有无损伤,眶内有无肿块。

3. 眼球

有无增大、变小、突出、内陷、偏斜、震颤、各方向转动有无受限制情况。

4. 泪器

泪小点位置是否正常、有无闭塞,泪囊部有无红肿、压痛、挤压泪囊部有无分泌物排出,其性质如何? 泪腺区有无红肿、硬块、压痛。

5. 结合膜

有无充血,是何类型? 球结膜有无水肿、干燥、血管异常、结膜下出血或色素斑,结膜囊内有无异物或分泌物,属何性质? 睑结膜血管是否清晰,有无乳头肥大,滤泡增生,瘢痕形成或睑球粘连。

6. 巩膜

注意颜色,有无充血、色素、结节状隆起、压痛。

7. 角膜

注意其大小、形状及弯曲度,是否透明、光滑,如有混浊应观察其厚薄、颜色、部位、大小、形态、深浅及是否浅色,有无浅、深层新生血管,感觉是否正常。

8. 前房

注意深浅,房水有无混浊,有无积脓或积血。

9. 虹膜

纹理是否清楚,颜色是否正常,有无新生血管、结节、震颤、有无撕裂、穿孔或异物,

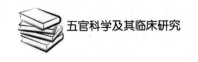

与角膜或晶体有无粘连,睫状体部有无压痛。

10. 瞳孔

注意大小、形状、位置、两侧是否对称,对光反射是否灵敏,有无闭锁、膜闭或残存的瞳孔膜。

11. 晶体

是否透明,位置是否正常,如有混浊要注意部位、形状、颜色、范围及程度。

12. 玻璃体

是否透明,如有混浊应注意其性质、形状、大小、位置、程度、活动度,有无纤维增殖、新生血管。

13. 眼底

(1)视神经乳头:注意其形态、大小、颜色、境界、血管状况,杯盘比例,有无缺损,有无隆起或病理性凹陷(均以屈光度数表示,屈光度相差 3D 约相当高起或陷下 1mm)。

(2)视网膜血管:血管走行状态,有无扭曲、怒张、闭塞或搏动,有无微血管瘤,动脉管壁之反光度,管腔大小、动静脉之比例及交叉处情况,管壁有无白鞘。

(3)黄斑部:黄斑部中心凹光反射及附近情况,有无水肿、渗出物、出血、色素、裂洞或囊样变性。

(4)视网膜:颜色是否透露脉络膜,有无水肿、渗出、出血、游离色素、萎缩、瘢痕、新生物、新生血管和脱离(均需注意形状、大小、部位)。

小儿检查法:检查者与家长对面而坐,小儿平卧于家长膝上,家长用两肘夹住小儿两腿,用手按住小儿两臂,检查者用两膝固定小儿头部,不让乱动,即可进行检查。

二、眼科常用检查法

(一)翻眼睑法

检查睑结膜和穹窿结膜时,须翻转眼睑。翻下睑比较容易,有拇指或食指将下睑往下牵拉,同时让被检者向上看,下睑结膜即可以完全露出。翻上睑的方法有二。单手法:较常用,先嘱被检查者向下看,将食指放在上睑部的眉下凹处,拇指放在睑板前面靠近睑缘,然后两指夹住眼睑皮肤等软组织,在把眼睑向前下方牵拉的同时,食指轻轻下压,拇指将眼睑向上捻转,上睑即被翻转。此法只用一手操作,简便而较易。双手法。让被检者向下看,以一手的拇指和食指夹住眼睑中央处的睫毛和睑缘皮肤,向前下方牵引,以另一手的食指置于眉下凹处,当牵引睫毛和睑缘向前向上翻时,眉下凹处手指向下稍压迫眼睑即被翻转。如用此法不能翻转上睑,可用玻璃棒或探针以代替眉下凹处的手指,就易于翻转。检查穹窿部结膜时,于上睑翻转后,拇指将睑缘压在眶缘上并向上牵引,同时嘱被检者用力向下注视,并以另一手指在下睑部轻轻向上推挤眼球,上穹窿部即可完全露出。对有角膜溃疡及眼球穿孔伤的病员,切忌压迫眼球,以免造成更大的损伤。

(二)泪道检查法

1. 荧光素试验

先放一小棉片在受检眼同侧鼻腔下鼻道处,滴 1%荧光素或 2%红汞溶液等其他有色溶液在结膜囊内,经过 1/2~2 分分钟,如有色溶液在结膜囊内消失,则证明泪小管机能正常。如经过 2~5 分钟,该溶液仍留在结膜囊内,且于压迫泪囊部时,无上述溶液逆流而出,则证明泪小管闭塞不通。如滴荧光素 5 分钟内,下鼻道处棉片染上颜色,证明泪道通畅,如棉片的染色出现较晚或一直未被染色,则应考虑泪道狭窄或不通。滴用荧光素等有色溶液时,注意勿污染被检者衣服。

2. 泪道冲洗试验

用于判断泪道是否通畅及了解泪道阴塞的部位和性质。

方法是用小棉签蘸 0.5%~1%的卡因溶液放于内眦部,嘱被检者闭眼夹住,3~5分钟后取下,以麻醉泪小点,将盛有 5~10ml 生理盐水的注射器安上一泪道冲洗针头(用 6 号或 26 号针头磨钝,稍加弯曲即成),垂直插入下或上泪小点,约 1.5~2mm 深,随之慢慢把针头转为水平,沿泪小管缓慢伸入,碰到骨壁后稍向后退一点,固定针头徐徐注入生理盐水。泪道通畅时,注射进无阻力,液体全部流到鼻腔或咽部;部分泪道狭窄者,一部分液体流到鼻腔或咽部,另一部分自上泪点返流,而且阻力较大;泪道阻塞者,液体全部自上下泪小点返流。如返流液带有粘液或脓性分泌物,证明是慢性泪囊炎。

如泪小点过小,应先用泪点扩张器加以扩大。方法是:表面麻醉后,将泪点扩张器垂直放在泪小点,轻轻旋转,使之插入泪小点,再进入泪小管以达到扩张的目的,然后再行泪道冲洗。

3. X 造影法

为进一步了解泪道的形状,闭塞及狭窄的部位,泪囊大小等,可行泪道 X 线造影。造影剂多用碘化油,亦可用 75%泛影葡胺。

(三)斜照法及斜照配合放大镜检查法

斜照法是右手持聚光电筒从病员的侧面照射被检眼,左手的拇指和食指分开上下

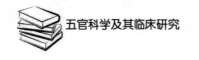

眼睑,以便检查结膜、角膜、前房、虹膜、晶体等。

斜照法配合放大镜检查法:检者右手拿聚光电筒,从侧面集光于所要检查的部位,左手拇指和食指拿一个约10倍的放大镜,中指轻轻牵引上睑,无名指可向下牵拉下睑以开大睑裂。检者的眼睛靠近放大镜,同时调整放大镜与受检眼的距离,就能清楚地看到所要检查部位,例如角膜异物、血管翳及角膜后沉降物等,如果检查者改戴双目放大镜,操作就比较简易了。

(四)荧光素染色法

角膜、结膜上皮损伤或有溃疡时,可被荧光素染色,方法是点无菌的1%荧光素液于结膜囊内,然后用生理盐水冲洗,亦可用玻璃棒蘸少量药液于结膜囊内,进行观察。此时可见角膜、结膜破损处有嫩绿色着色,上皮完整处不染色。如有角膜瘘,点荧光素后作轻压眼球,可见角膜表面布满黄绿色荧光素,而在瘘管处则有液体流出,状如清泉外流。操作时注意勿污染被检者面部及衣服。由于荧光素易被细菌污染,近来主张改用消毒荧光素滤纸,使用时将其一端用生理盐水浸湿后,与结膜相接触,泪液呈黄绿色,角膜损伤处染色。

(五)角膜知觉检查法

用以检查角膜感觉是否正常。如当发现有角膜炎或溃疡而无显著刺激症状时,应做角膜知觉检查,以确定三叉神经有无机能减低或麻痹症状。方法是将一块消毒棉花搓成尖形条,用其尖端从眼的侧面或下方轻触角膜表面,如果知觉正常,就会立即发生反射性瞬目运动;如反射迟钝,即为知觉减退;如果无何反应,则为完全麻痹,并应同时检查另眼作比较。

(六)裂隙灯显微镜检查法

裂隙灯活体显微镜,简称裂隙灯,是由光源投射系统和光学放大系统组成,为眼科常用的光学仪器。它是以集中光源照亮检查部位,便与黑暗的周围部呈现强烈的对比,再和双目显微放大镜相互配合,不仅能使表浅的病变观察得十分清楚,并且可以利用细隙光带,通过眼球各部的透明组织,形成一系列"光学切面",使屈光间质的不同层次、甚至深部组织的微小病变也清楚地显示出来。在双目显微镜的放大下,目标有立体感,增加了检查的精确性。因此,裂隙灯检查在眼科临床工作中占有重要的地位。

检查在暗室进行。首先调整病人的坐位,让病人的下颌搁在托架上,前额与托架上面的横档紧贴,调节下颌托架的高低,使睑裂和显微镜相一致。双眼要自然睁开,向前平视。光源投射方向一般与显微镜观察方向呈30°~50°角,光线越窄,切面越细,层次越分明。反之,光线越宽,局部照明度虽然增强了,但层次反而不及细隙光带清楚。为了使目标清晰,检查时通常都是将投射光的焦点和显微镜的焦点同时集中在需要检查的部位上,在作特别检查时(如侧照法,后照法等),则两者间的关系必须另行调整。如需检查晶状体周边部、玻璃体或眼底时,应事先将瞳孔充分放大,光源与显微镜的角度应降至30°以下,显微镜随焦点自前向后移动,被检查的部位可从角膜一直到达眼底。但在检查后部玻璃体、视网膜以及眼底周边部时,如果加用前置镜或三面镜,光线射入角应减少至5°～13°或更小。

三面镜又名三面反射接触镜,有三个反射面,此镜的中央部分(a)可供检查黄斑部周围30°以内的眼底,三个反射镜面的倾斜度各不相同,镜面(b)与前方平面呈75°倾斜角,可供检查30°至赤道部的眼底;镜面(c)成67°倾斜角,可供检查赤道部至周边部眼底;镜面(d)成59°倾斜角,可供检查前房角和锯齿缘。放置方法是先在被检眼滴0.5%的卡因2～3次,然后把已清洗、消毒的三面镜安放在被检眼上,安装方法同前房角镜使用法。三面镜中看到的眼底是代表对侧的部位。例如镜面在上方看到的是下方眼底,但此时左右关系不变;镜面在右侧,看到的是左侧的眼底,此时其上下的关系不变。如将三面镜顺序旋转则可看到眼底全部。三面镜检查可观察周边部眼底,鉴别出血、囊样变性和视网膜裂孔。压陷接触镜是由三面镜和锯齿缘部巩膜压迫器联合构成,主要使用59°的镜面,利用压迫器在锯齿缘附近向眼球中心压迫,使眼球壁向内突起,可以在瞳孔极度扩大的情况下检查眼底锯齿缘附近的视网膜、锯齿缘、睫状体和玻璃体基部。

(七)前房角镜检查法

前房角镜(gonioscope)有直接(折射式)和间接(反射式)两型。间接型可借助裂隙灯显微镜照明并放大,使房角结构清晰可见,已广泛应用,使用时与一般裂隙灯检查方法相同。

使用前应将前房角接触镜用肥皂水洗净,清水冲洗,拭干后浸于1:6000升汞液中15～30分钟待用。安放时,先在结膜囊内滴0.5%的卡因2～3次,令患者眼向下看,检查者把患眼的上睑向上提起,将盛满1%甲基纤维素或生理盐水的接触镜安放在结膜囊内,令患者双眼轻轻紧闭,以防脱落,使用时镜面与角膜空隙内不许有气泡,方能保持一个完整的屈光间质,有利于检查。

正常前房角镜所见:

1. 房角前壁

(1)前界线:即Schwalbe,是一条灰白色发亮略突起的细线条,为后弹力层止端,

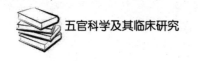

也是角膜与小梁的分界线。

（2）小梁网（trabecular meshwork）亦称滤帘，是一条较宽的浅灰色透明带，随着年龄的增加，透明度降低，呈白色、黄色或深棕色，它的后中部可隐约透见巩膜静脉窦，其上常有色素附着，是房水排出的主要区域。

（3）巩膜突：是紧接小梁网之后的一条极窄的黄白色带。也是前壁的终点。

2. 房角后壁

为虹膜根部，是衡量前房角宽窄的主要标志。如虹膜根部位置靠前，虹膜末卷隆起，则房角后半部的结构都被阴挡而看不见，房角就窄。反之，虹膜平坦，位置靠后，房角隐窝就能清楚显示。

3. 房角隐窝

又称睫状体带，介于巩膜突与虹膜根部之间，由睫状体前端的构成，为一条灰黑色带。有时可见到一些棕黄色树枝状分叉条索，横跨在房角隐窝的前面，称为梳状韧带。这是哺乳动物的残遗组织，不影响房水排出。

检查前房角时先作静态（原位状态）的观察，以区分其宽窄。病人两眼向前方平视，前房角镜放在角膜正中位置，不施加压力，这样就能准确地看到房角的本来状态。窄角者可用动态观察，就是嘱病人稍向某一方向注视，并将前房角镜略倾斜，使房角的结构尽强能地看清楚，以区分窄角的等级。检查时先把房角镜的反射镜置于上方，观察下方房角，然后将裂隙灯光及镜面横向或垂直移动，把四周都看清，写出检查结果。

宽角（wide angle，W）：静态观察下，从前界线到睫状体带、虹膜根部等所有结构均能看到，有时还可看到梳状韧带。

窄角（narrow angle，N）：分Ⅰ～Ⅳ级。

窄角Ⅰ（NⅠ）：从前界线到巩膜突都能看到，睫状体带看不见或仅见其前缘，但在动态观察下，可见睫状体带范围增宽或从看不见变为可见。

窄角Ⅱ（NⅡ）：能看到前界线与滤帘，不见巩膜突；动态下能看见巩膜突，但看不见睫状体带。

窄角Ⅲ（NⅢ）：只能看到前界线与滤帘的前1/3，动态下仍看不到滤帘后半部。可见光带错位。

窄角Ⅵ（NⅥ）：房角结构完全看不见，动态下可见前界线，或仅能见其部分。仍可见光带错位。

闭角（closure angle，C）：在眼压已下降的情况下房角仍不能开放，说明已发生虹膜周边前粘连，称为闭角。

前房角的宽窄及其在眼内压波动时的宽度变化情况,对诊断和治疗各种青光眼有重要价值。此外,前房角镜检查对前房角的异物或虹膜根部肿瘤、新生血管等的诊断也有帮助。

(八)检眼镜检查法(ophthalmoscopy)

用以检查眼的屈光间质(角膜、房水、晶状体及玻璃体)和眼底(视盘、视网膜及脉络膜),是眼科的常用检查方法。检查在暗室进行。一般不必扩瞳。如需详细检查,可滴2%后马托品液2~3次或滴0.5~1%托品酰胺1~2次扩瞳。40岁以上则用2%~5%新福林溶液扩瞳,并在检查后滴缩瞳药。扩瞳前应注意排除青光眼。

检查方法分直接检查法与间接检查法两种:

1. 直接检查法

能将眼底像放大约15~16倍,所见为正像,可看到的眼底范围小,但较细致详尽,亦可方便地用于检查眼的屈光间质。检查用具为直接检眼镜,自带光源,在观察孔内装有−25D~0~+25D球面透镜转盘,可于检查时用来矫正检查者与被检者的屈光不正。

检查方法:用彻照法检查眼屈光间质(角膜、房水、晶体、玻璃体)有无混浊。将检眼镜转盘拨到+8D~+12D,使检眼镜子的光线自10~16cm远射入被检眼内,此时通过镜的观察孔可看到被检眼瞳孔区呈现一片橘红色眼底反光。然后由远而近依次观察被检眼的角膜、前房、晶体及玻璃体(一直可以看到离正视眼底约4mm处)。如屈光间质有混浊改变,则在橘红色的反光中可见到黑影,此时嘱病员转动眼球,漂浮的黑影是玻璃体的混浊,固定的黑影是角膜或晶体的混浊。检查时还可将正镜片度数逐步减小,度数越小越接近眼底,用以估计混浊的位置。

检查眼底:被检者可取坐位或卧位,两眼睁开,向前方注视。检查右眼时,检者右手拿眼镜,站在(或坐在)被检者的右侧,以右眼观察眼底(称为"三右")。检查左眼时相反"三左"。检查时被检者不戴眼镜,但检者可以戴镜,检者与被检者尽量靠近,但不要触及被检者的睫毛和眼、面部。在检眼镜的光线透入被检眼内的同时,检者通过观察孔窥见被检者眼底,如不能看清,可旋转正、负球面透镜转盘,即能得到清晰的眼底像。

2. 间接检查法

间接检眼镜能将眼底放大4.5倍,所见为倒立的实像,看到的范围大,一次所见可达25°~60°,立体感强,景深宽,对视网膜脱离、皱襞等不在眼底同一平面上的病变,可以同时看清。如配合巩膜压迫器,亦可看清锯齿缘乃至睫状体扁平部等眼底最周边的

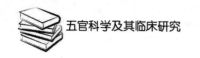

部分。眼底镜上配有半透明、半反射的侧视镜,可作为示教用。

新型双目间接检眼镜,戴在医生头部,内装有强光源及聚光调节系统,使投射出来的光线能靠近检者的左右眼视线,以利检者双眼观察之用。

检查时,被检者采取坐位或卧位,检查距离为 50cm 左右,检者用拇、食指持+13D~28D 的透镜(为了提高像质,现多采用非球面透镜),以无名指及小指靠在被检者额部作为依托,并提起上睑,透镜在被检者眼前 4~9cm 范围内移动,直至见到眼底影像为止。

正常眼底:(1)视盘:位于眼球后极偏鼻侧约 3~4mm,直径约 1.5mm,呈椭圆形、色淡红,但颞侧颜色稍淡。边界清楚,上、下方因视神经纤维拥挤,稍呈模糊状态。颞侧边缘常有黑色弧,为视网膜色素上皮过度伸入形成。视盘中央呈漏斗形凹陷,颜色较白,称为生理凹陷,此凹陷的大小、深浅不一,但绝不会到达视盘边缘。有时在凹陷内可见暗灰色小点,为透明的巩膜筛板孔。凹陷与视盘垂直直径之比称为杯盘比(C/D),应记录之。(2)血管:视网膜中央动脉和静脉穿过视盘,分出上、下两支,再分成鼻上、颞上、鼻下、颞下四支,又分为许多小支,分布于整个视网膜。这些血管分枝彼此不相吻合。动脉色鲜红,管径细而较直,中央有鲜明的反射光条,宽约为管径的 1/3。静脉色暗红,管径稍粗而较弯曲,管腔的反射较暗而细小。动脉与静脉的比例约为 3:4 或 2:3。在视盘内,有时可见静脉搏动,为正常现象。动脉如有搏动,则为病理现象。(3)黄斑部:位于视盘颞侧稍偏下,距视盘约 2 个视盘直径(PD)处,范围约为 1PD 大小,通常是一个圆形区域,较眼底其他部位稍暗,呈暗红色。颞上及颞下血管小支弯向此处,但黄斑中央部并无血管可见,其正中有一中心凹,呈现很强的点状反光,称中心凹光反射。(4)眼底的一般形态:视网膜本身是透明的,检眼镜灯光照射之下整个眼底呈现弥漫性桔红色,这是由于视网膜色素上皮及脉络膜的色素加脉络膜毛细血管内血液的色泽所形成。色素多者眼底颜色较深,色素少者可透见脉络膜血管,如果脉络膜色素较多而聚于血管之间,即呈现出红色和褐色相间的条纹状,称豹纹状眼底。儿童时期视网膜表面反光较强,尤以血管附近更为显著。

检查周边眼底时,最好予以扩大瞳孔,嘱病人将眼球转向一侧,检者亦应将头适当倾斜。

(九)眼压检查法

1.指测法

让被检者向下看,检者用两手食指在上睑上部外面交替轻压眼球,检查双眼,以便对比两眼的眼压,眼压高者触之较硬,眼压低者触之柔软,也可和正常的眼压相比较。

此法可大概估计眼压的高低,所得结果可记录为正常、较高、很高、稍低或很低(Tn,T1,T2、T-1,T-2)。

2.眼压计测量法(tonometry)

修兹(Schiotz)(压陷式)眼压计测量法,为常用的测量法,测量前应先向被检者作适当的说明,取得被检者的合作,然后让被检者仰卧,两眼滴0.5%的卡因溶液2~3次面面麻醉。测量前应校正眼压计(把眼压计竖立在小园试板上,指针指向零度时方为准确),用75%的酒精消毒眼压计足板,等酒精干后即可使用。检查时被检者两眼自然睁开,向天花板或某一固定目标点(常用被检者自己的手指)直视,勿转动,检者用左手指轻轻分开上、下眼睑并固定在上、下眶缘,切勿压迫眼球,右手持眼压计的把手,将眼压计垂直下放,将足板轻轻放在角膜正中央(使眼压计自身重量完全压在角膜上,但注意切不可施加任何其他压力),迅速记录眼压计指针所指刻度,将此刻度对照眼压计换算表,查出眼压值。此种眼压计一般有三种不同重量的砝码5.5g、7.5g及10g。通常先用5.5g检查,如指针刻度小于3,则应加重砝码重测,一般先后测5.5g及10g两个砝码,以便相互核对及校正眼压。测完后滴搞生素眼药水,拭净眼压计足板。

记录方法一般以眼压计的砝码为分子,指针所指之刻度为分母,即眼压计砝码/指针所指之刻度=眼压值,如5.5/4 =2.75kPa(20.55mmHg)。此种眼压计测得的正常眼压为1.36~2.77kPa(10~21mmHg)。低于1.36kPa(10mmHg)者为低眼压,超过2.77kPa(21mmHg)时。经多次测量时仍高者,应作排除青光眼检查。

压平眼压计:如Perkins手持式压平眼压计,坐、卧均可测量,较为方便,Goldmann眼压计则装配在裂隙灯上,取坐位测量。二者所得数值极接近。但前者在临床上应用较方便。

非接触眼压计(non-contact tonometer, NCT)测量法:系应用自动控制装置吹出一定压力的气流,在一定的距离吹压角膜,并用光学方法自动检测被气流吹平的角膜面积。当气流吹压角膜达到固定面积(直径3.6mm)时,根据瞬间的气流强度,用电子计算机自动换算出眼压数值。此法器械不接触角膜,故不需麻醉,操作简便,而且可以避免交叉感染或角膜上皮损伤,故对大规模眼压普查尤为适用。

(十)斜视检查法

1.遮盖法

是检查眼外肌功能是否正常或平衡的一种方法。只能定性,不能定量。一般可以查出具有5度以上的隐斜视或斜视。

检查方法有两眼交替遮盖法及单眼遮盖法。先作两眼交替遮盖法,如果查出有眼

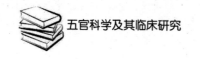

位不正现象,再作单眼遮盖法。

（1）两眼交替遮盖法：让被检者面对光亮处,两眼注视远处(5m外)或近处(33cm)目标。先观察双眼位置是否平衡,然后用一不透光的遮眼器或手掌反复交替遮断左、右眼的视线。使被检者两眼没有同时注视的机会,观察在轮换遮盖的瞬间,去掉遮盖的眼球有无转动现象。

正位者：换遮他眼时,去除遮盖的眼不转动,被遮盖眼也不见眼球偏斜。

斜视者：换遮他眼时,去掉遮盖的眼球立即从偏斜位置向前方注视目标方向转动,而被遮眼则偏斜。

（2）单眼遮盖法：受检查者两眼注视远处(5m处)或近处(33cm)目标,用遮眼器或手于一眼前反复遮盖与除去(另眼始终不加遮盖),观察两眼是否转动,然后用同法检查另眼。

隐斜视：未遮眼始终固视目标不动,另眼遮盖时偏斜,去遮时又能转至注视目标位置,向内转动者为外隐斜,向外转动者为内隐斜,向下方转动者为上隐斜。

共转性斜视：

①单眼性斜视：假设右眼为单眼性斜视。遮盖右眼让左眼注视目标时右眼偏斜,去除右眼遮盖时,两眼均在原位不动。反之遮盖左眼(正位眼),让右眼注视目标时,则左眼偏斜；但当去掉左眼遮盖时,左眼立即恢复原来注视位置,而右眼则偏向斜视方向,出现两眼均有转动。

②交替性斜视：遮盖右眼嘱左眼注视目标,或遮盖左眼嘱右眼注视目标,当去掉遮盖时,两眼均保持原位不转动。

2. 角膜映光法(Hirschbeng 法)

是一个检查显性共转性斜视的粗略方法,比较适用于幼儿及弱视、或不能进行详细检查的患者。

方法：在受检者正前方 33cm 处置一灯光,嘱注视之。如角膜光反射点位于两眼瞳孔正正央则为正位眼；如果角膜光反射出现于一眼瞳孔正中央,而另眼在瞳孔缘,则偏斜约 10°~15°；在角膜缘上,则偏斜约 45°；在角膜中心与角膜缘之间的中点处,则斜视度约为 25°。（注：每偏斜 1mm 约相当于斜视弧 7°~7.5°）。

3. 视野计法

用于检查显性斜视的斜视角,检查时按视野检查法将受检者头部固定于颏架上,检查视远斜视角时,斜视眼正对视野计弧的中心点处,使健眼注视正前方 5m 处目标；检查视近斜视角时,双眼连线的中点(即鼻根部)正对视野计弧中心点处,健眼则注视视野弧上中央零度处目标点,然后以手电筒或烛光在视野计上往返移动,检者也随灯光移动,使检者的眼、灯光、受检者的眼保持在同一直线上,当灯光映在斜视眼瞳孔中央时,记录灯光在视野计上的刻度,即为斜视的度数。

4. 马多克(Maddox)杆检查法

主要用于检查隐性斜视。马多克杆(简称马氏杆)由多根小玻璃杆彼此平行排列构成,由于柱状透镜具有与其轴平行的光线通过不屈折,与轴垂直光线屈折的性质,因之通过马氏杆看光源(点状),成为一条与柱镜轴垂直的光条。

检查在暗室进行,嘱受检者注视5m处一灯光。

(1)检查水平方向眼位时,在一眼前戴一水平放置的马氏杆,如受检者所见垂直光条穿过灯光,则无水平方向之斜位;如果垂直光条偏于灯光的一侧,则有水平方向之隐斜视。垂直光条在戴马氏杆眼的同一侧(右眼戴马氏杆,光条在光的右侧)时内隐斜;垂直光条在对侧(右眼戴马氏杆,光条在灯光的左侧)是为外隐斜。

(2)检查垂直眼位方向时,右眼前戴一垂直放置的马氏杆,如受检者所见水平光条穿过灯光点,则无垂直方向的斜视。如水平光条偏于灯光的上或下,则有垂直方向的隐斜视。光条在下为右眼上斜视;光条在上为左眼上斜视。

(十一)眼球突出度测量法

用以测量眼球的突出程度。

1. 普通尺测量法

以特制透明尺或一普通尺,零点安放于颞侧面眶缘上,让受检者向前直视,检查者从侧面观察角膜顶点在直尺的刻度(颞侧眶缘至角膜顶点的垂直距离),即为其眼球突出度。同法检查双眼并记录之,此法只能作大体上的测量。

2. 何特(Hertel)眼球突出计测量法

为常用而比较精确的一种检查方法,此种眼突出计主要由一带刻度的平杆及两个测量器所组成。一个测量器固定于平杆之一端,另一个在杆上可以自由滑动,以适应不同的眶距,且可从平杆刻度上读得眶距的值。测量器上附有小刻度板及两个交叉成45°角的平面镜,分别反映刻度板数值及角膜顶点影像。

测量时,测者与受检者对面而坐,将突眼计测量器上切迹处嵌于受检者颞侧眶缘,嘱其向前直视,此时由两平面镜中看到的角膜顶点所对的值即为眼球突出度。同时由平杆上刻度得知两眼眶距的值,记录眶距及各眼球突出度值。追踪观察时,应取同一眶距。

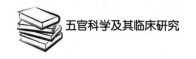
三、视功能检查

(一) 中心视力检查

中心视力简称视力(vision),即视敏度(visual acuity),是指黄斑部中心凹的视力功能,也就是眼分辨得出小目标物的能力。视力的好坏是衡量眼机能是否正常的尺度,也是分析病情的重要依据。

视角原理:测量视力是用视力表上的字形作为标准,每个字形的构造都是根据视角来计算的。视角是指由目标物两端发出的两条光线射向内节点(此节点位于晶体后部,射入眼内光线通过节点,不发生屈折)时相交所夹的角。视网膜能辨认某一物体(或更具体地说区分两个点)时,必须在眼内形成一定的视角。正常眼能辨别最小物体(或区分最近的两个点)的视角叫最小视角,大多数正常眼的最小视角为一分角。

实验证明,正常人在0.5~1分视角下看清物体时,其在视网膜上的物象约等于0.002~0.004mm,大致相当于锥体的直径。由此推知,分辨两个点在视网膜上单独存在的主要条件是两个感光单位(锥体)的兴奋,而在这两个锥体间至少要被一个不兴奋的锥体所隔开。如果点的象落在邻近两个锥体时,这个象就会重合而不能分辨了。

根据上述原理,各种视力表的标记都是一分视角的五倍(五分视角)作为面积而制成的。规定线条的宽度、缺口与大小都是一分视角。如国际标准视力表及标准对数视力表上"E"形字的线条宽度和线条间距,Landolt氏视力表上"C"形字的线条与缺口大小都为一分角。视力表上的大小标记是在五分视角下,依据距离眼的远近分别制定的,如国际标准视力表上端最大标记(0.1行)是在五分视角下,50m距离制定的,第十行标记(1.0行)是在五分视角下,五米距离制定的,其他各行也都在五分视角下依不同距离而制定的。

(二)远视力检查法

1. 安装视力表的注意事项

(1)表面须清洁平整。

(2)表的高度以表上1.0视力(对数视力表上5.0)的标记与被检查的眼等高为准。

(3)表上必须有适当、均匀、固定不变的照明度,一般为400~1000Lux,且必须避免由侧方照来的光线,及直接照射到被检者眼部的光线。阴晴不定的自然光线亦不适宜,以免引起不准确的检查结果。

(4)表与被检者的距离必须正确固定,国内有国际标准视力表及Landolt氏视力表,患者距表为5m。如室内距离不够5米长时,则在2.5米处置一平面镜来反射视力表。此时最小一行标记应稍高过被检者头顶。

2. 检查与记录方法

(1)检查前应向被检者说明正确观察视力表的方法。

(2)两眼分别检查,先查右眼,后查左眼。查一眼时,须以遮眼板将另一眼完全遮住。但注意勿压迫眼球。

(3)检查时,让被检者先看清最大一行标记,如能辨认,则自上而下,由大至小,逐级将较小标记指给被检者看,直至查出能清楚辨认的最小一行标记。如估计患者视力尚佳,则不必由最大一行标记查起,可酌情由较小字行开始。

国际标准视力表上各行标记的一侧,均注明有在5米距离看清楚该行时所代表的视力。检查时,如果被检者仅能辨认表上最大的"0.1"行E字缺口方向,就记录视力为"0.1";如果能辨认"0.2"行E字缺口方向,则记录为"0.2";如此类推。能认清"1.0"行或更小的行次者,即为正常视力。

检查时倘若对某行标记部分能够看对,部分认不出,如"0.8"行有三个字不能辨认,则记录"0.8-3",如该行只能认出三个字,则记录为"0.7+3",余类推。

若视力不及1.0者,应作针孔视力检查,即让被检者通过一个具有~-2mm圆孔黑片,再查视力,如针孔视力有增进,则表示有屈光不正存在。

(4)如被检者在5米距离外不能辨认出表上任何字标时,可让被检者走近视力表,直到能辨认表上"0.1"行标记为止。此时的计算方法为:视力＝0.1×被检者所在距离(米)/5(米)。举例;如4米处能认出则记录"0.08"(0.1×4/5＝0.08);同样如在2米处认出,则为"0.04"(0.1×2/5＝0.04)。

(5)如被检者在1米处尚不能看清"0.1"行标记,则让其背光数医生手指,记录能清的最远距离,例如在30cm处能看清指数,则记录为"30cm指数"或"CF/30cm"。如果将医生手指移至最近距离仍不能辨认指数,可让其辨认是否有手在眼前摇动,记录其能看清手动的最远距离,如在10cm处可以看到,即记录为"HM/10cm"。

(6)对于不能辨认眼前手动的被检者,应测验有无光感。光感的检查是在5米长的暗室内进行,先用手巾或手指遮盖一眼,不得透光。检者持一烛光或手电在被检者的眼前方,时亮时灭,让其辨认是否有光。如5米处不能辨认时,将光移近,记录能够辨认光感的最远距离。无光感者说明视力消失,临床上记录为"无光感"。

有光感者,为进一步了解视网膜机能,尚须检查光定位,方法是嘱被检者注视正前方,在眼前1米远处,分别将烛光置于正前上、中、下,颞侧上、中、下,鼻侧上、中、下共

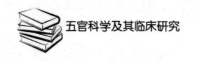

9 个方向,嘱被检者指出烛光的方向,并记录之,能辨明者记"+",不能辩出者记"－"。

3. 标准对数视力表

据我国卫生部 1989 年规定,《标准对数视力表》于 1990 年 5 月 1 起在全国实施,本表优点是可以进行视力比较、视力平均及视力统计。

(1)主要设计标准:以三划等长的 E 字作为标准视标,检查距离 5 米,1 分视角作为正常视力标准(记 5.0)。视力记录采用 5 分记录法(许氏法)。

(2)视力表的安装要求和检查方法,与国际标准视力表基本相同。

(3)5 分记录法;用 0~5 分表示视力的等级。0 分表示无光感;1 分表示有光感;2 分表示手动;3 分表 50cm 手动;3.0~3.9 可用走近法测出;4.0~5.3 为视力表置 5 米处可测得视力范围。5.0 为正常视力。记录时,将被检眼所看到的最小一行视标的视力按 5 分记录法记录。也可把小数记录附在后面如表 1-1。

表 1-1　对数视力表 3.0~3.9 的测定

走近距离(米)	4	3	2.5	2	1.5	1.2	1.0	0.8	0.6	0.5
视 力	3.9	3.8	3.7	3.6	3.5	3.4	3.3	3.2	3.1	3.0

(三)近视力检查法

现在我国比较通用的近视力表是耶格(Jaeger)近视力表和标准视力表(许广第)。前者表上有大小不同的 8 行字,每行字的侧面有号数,后者式样同远视力表(国际视力表)。检查时光源照在表上,但应避免反光,让被检者手持近视力表放在眼前,随便前后移动,直到找出自己能看到的最小号字。若能看清 1 号字或 1.0 时,则让其渐渐移近,直到字迹开始模糊。在尚未模糊以前能看清之处,为近点,近点与角膜之距离即为近点距离,记录时以厘米为单位,例如 J1/10cm 或 1.0/10cm,若看不清 1 号字或 1.0,只记录其看到的最小字号,不再测量其距离。

(四)视野及暗点检查法

视野(visual field):当一眼注视一目标时,除了看清这个注视目标处,同时还能看到周围一定范围内的物体,这个空间范围,叫做视野。它反映黄斑部以外整个视网膜的功能。对劳动、学习和生活都有很大的影响。临床上视野检查对于许多眼病及某些视觉传导路疾患的诊断有重要意义。

正常单眼视野的范围:颞侧约 90°以上,下方约 70°,鼻侧约 65°,上方约 55°(后两者由于受鼻梁和上眼睑的影响)。各种颜色视野范围并不一致,白色最大,兰色次之,红色又次之,绿色最小,两眼同时注视时,大部分视野是互相重叠的。

暗点(scoloma):在视野范围内某一孤立的、不能看见的区域,称为暗点。暗点有两种:一种为生理性,称生理盲点,乃是视盘投射在视野上所表现的一个暗点,位于注视点颞侧15°处,呈竖椭圆形,垂看径7.5°,横径5.5°。另一种为病理性暗点,又可分为阳性和阴性两种。前者自己可以观察到;后者则不能,仅在检查时发现。根据暗点的程度,又可分相对性和绝对性两种,前者能辨别白色视标,但不能准确辨别各种颜色视标;后者根本看不见任何视标。这两种病理性暗点,均系相应部位的眼底或视路疾病所致。

1. 视野检查法

视野检查法分动态与静态检查。一般视野检查属动态,是利用运动着的视标测定相等灵敏度的各点,所连之线称等视线,记录视野的周边轮廓。静态检查则是测定一子午线上各点的光灵敏度阈值,连成曲线以得出视野缺损的深度概念。

(1)面对面法(对比法):简单易行,但准确性较差。被检者相对而坐,相距约50cm,两眼分别检查。检查右眼时,让被检查者用眼罩遮盖左眼,检者闭合右眼,两人相互注视,眼球不能转动。然后检者伸出不断摆动的食、中二指,在被检者与检者的中间同等距离处,分别在上、下、内、外、左上、左下、右上、右下等八个方向,由周边向中心缓慢移动,如果两人同时见到手指,说明被检者的视野是正常的;如果被检者比检者发现手指,则说明被检者视野小于正常。由此检者根据自己的视野(必须是正常的)对比出被检者视野的大概情况。

(2)周边视野计检查法(perimetry):视野计形式多样。主要的差别在于背景的形状与视标出现的方式。近年来,一些视野计上已配有电子计算机,可对视野作自动定量的记录。

①弧形视野计检查法:有简易型与投射型两种。主要用于检查周边视野,属动态检查。方法是:在自然光线或人工照明下进行,被检者坐于视野计前,下颏固定于颏架上,受检眼正对视野计中心,注视视野计弧上零度处的白色固定目标,另一眼用眼罩遮盖。视野计为180°的弧形,半径为330mm,选用适宜的视标(常用的直径为3或5mm),从圆弧周边向中心缓慢移动。嘱被检者刚一发现视标或辨出颜色时,立即告知。将此时视标在弧上的位置记录在周边视野表上。将圆弧转动30°后再查,如此每隔30°检查一次,直到圆弧转动一圈,最后把各点连接起来,就是该眼的视野范围。一般常检查白色及红色视野。

②Goldmann视野计:背景为半径330mm的半球,用六个可随意选用的不同大小光点作视标,光点的亮度可以调节,可用来作动态与静态检查。动态检查基本上同弧

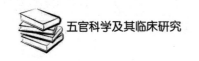

形视野计法。静态检查是指在经动态检查法中的可疑或查得的缺损部位所在子午线上,每隔2°～10°检查一点,将视野计上的光点视标调到正常人看不见的弱亮度,显示一秒钟,若被检眼也看不到,则间隔3秒钟后再用强一级的亮度显示,依次逐步增加,直到被检眼看见,记录此时所用的光强度,然后用座标记录或将各点连成曲线。由此对视野缺损得出一深度概念,亦即视野的立体检查。不少学者报告,静态视野检查比动态检查有一定的优越性,对一些视网膜变性、黄斑病变、视神经炎等,能查出用一般方法不能查出的视野改变。

2.暗点

(1)平面视野计法(campimetry):用来检查30°以内视野有无异常,主要检查有无病理性暗点。在自然光线下或人工照明下进行。受检者坐在用黑色呢绒制成的平面视野屏前1米处,将下颏固定于颏架上,被检眼注视平面视野计中心的白色固定目标点,另一眼用眼罩遮盖,用适宜的视标(常用直径为2mm),先查出生理盲点的位置和大小,然后在各子午线上由中心到周边,或由周边向中心缓慢移动视标,并在移动中均匀地与进行方向做垂直的轻微摆动,让受检者说出何处看到视标变形、变色或消失,用黑色大头针在视野屏上作出记号。发现暗点后,要围绕此处反复检查,标出其界限,最后把结果描记于平面视野表上。检查时,如查不出生理盲点,则表示检查方法不正确或病员对检查方法还不了解。

(2)小方格表(Amsler)法:用以检查中心视野,特别是检查黄斑部早期病变的一种精确方法。它是由一个10cm见方的黑纸板用白色线条(也可在纸上用黑线)划成5mm见方的小方格,中央划一小点作注视固定点(也可在整个表上划两条对角线,使之在中心固定点处相交,以便有中心暗点的病员固视之用)。检查距离为30cm,使得每一小格的视角为1°,而整个表在眼底的形象占据整个黄斑部及其周围的小部分。检查前不应扩瞳或作眼底检查。检查时应询问被检者,能否看清整个表,有些小方格是否感到似有纱幕遮盖,线条是否变色、变形(弯曲或粗细不匀),小方格是否正方形,是否变大变小。并让被检者直接在小格上用铅笔描出弯曲变形的形态,借以判断视网膜黄斑部有无病变及其大致的范围。

(五)色觉检查

正常人能辨别各种颜色,凡不能准确辨别各种颜色者为色觉障碍。临床上按色觉障碍的程度不同,可分为色盲与色弱。色盲中以红绿色盲较为多见,兰色盲及全色盲较少见。色弱者主要表现辨色能力迟钝或易于疲劳,是一种轻度色觉障碍。

色盲有先天性及后天性两种,先天性者由遗传而来,后天性者为视网膜或视神经等疾病所致。偶见于服药之后,如内服山道年可以发生黄视,注射洋地黄可以发生兰视。我国先天性色盲的发生率,男性约 5.14%,女性约为 0.73%。

色觉是视器的重要功能之一,色觉功能的好坏,对要求辨色力的工作具有一定的影响。而对国防军事、尤其是特种兵具有重要意义。如在空军航空兵中,必须辨别各种颜色的信号。为此,在选兵时色觉检查被列为重要的检查项目之一。

色觉检查方法较多,现多采用假同色表(色盲本)检查法。常用的国外有石原忍氏、司狄林(Stilling 氏)及拉布金(pao KNH)等表,国内亦有俞自萍等检查表,通常采用其中一种检查,遇有疑问时,可有其它表来对照。

检查时,将色盲本置于明亮的自然光线下(但阳光不得直接照射在色盲本上),距离被检者 70cm ,让被检者迅速读出色盲本上的数字或图形,每图不得超过 10 秒钟。按色盲本所附的说明,判定是否正确,是哪一种色盲或色弱。

色觉检查的其它方法,有彩色绒线团挑选法、FM-100 色彩试验、D-15 色盘试验以及色觉镜等。

(六)暗适应检查

视网膜对弱光的感受性是由杆体细胞决定的,随照明的强度而变化。当一个人由明处进入暗处时,在最初的一瞬间一无所见,以后由于杆体细胞内视紫红质的再合成,视网膜对弱光的敏感度逐渐增强,才能看到一些东西,这个过程叫暗适应(dark adaptation)临床上甲种维生素缺乏、青光眼、某些视网膜及视神经疾患,均可使视网膜感光的敏感度下降。

暗适应与夜间或黄昏时的弱光下视力直接有关。暗适应能力减退或障碍的人(夜盲患者),弱光下视力极差,行动困难,使得夜间工作受到影响甚至无法进行。对于部队将影响夜间执勤、行军、打仗、飞行等任务完成。因此暗适应检查,不论在临床上或军事上,都有重要的意义。

精确的暗适应检查,应用特制的仪器——暗适应计。简易的检查方法是让被检者与检者一起进入暗室,在微弱的光亮下,同时观察一个视力表或一块夜光表,比较被检者与检者(正常暗适应)能看到视力表上字标或夜光表上钟点的时间,以推断被检者的暗适应是否正常。

(七)深经觉检查

深度觉(depth perception)又称深径觉,是用眼来辨别物体的空间方位、深度、凸凹等相对位置的能力。对于高空作业等许多工作,尤其对飞行员来讲,深度觉是重要的

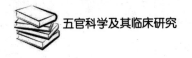
项目之一。

检查用拉杆法,即用哈一多(Howord-Dolman)深度计检查或立体视图法。

第二章　眼睑病、泪器病

第一节　眼睑皮肤病

一、眼睑湿疹

（一）定义及分型

有急性和慢性两种。局部皮肤涂抹滴眼液、眼膏或其他不能耐受的刺激性物质时,常呈急性湿疹,是一种过敏性皮肤病。溢泪、慢性泪囊炎、卡他性结膜炎等则可引起慢性湿疹。

（二）诊断

①病变部位痒感明显。

②急性者初起时,睑皮肤肿胀充血,继而出现疱疹、糜烂、结痂。如有继发感染,则可形成脓疱、溃疡。慢性者,局部皮肤肥厚、粗糙及色素沉着。少数可并发结膜炎和角膜浸润。血液中常有嗜酸粒细胞增多。

（三）治疗

停用有关药物,去除致病因素。局部糜烂、渗液时,采用3%硼酸溶液湿敷。局部丘疹而无渗出时,可外用炉甘石洗剂,已干燥的病变可外用氧化锌糊剂或四环素可的松眼膏。全身口服抗过敏药物,如苯海拉明、氯苯那敏(扑尔敏)、去氯羟嗪(克敏嗪),静脉推注葡萄糖酸钙。重症患者可加用口服皮质类固醇药物,并作对症处理。

二、眼睑带状疱疹

（一）定义

带状疱疹病毒侵犯三叉神经的半月神经节或其第一、第二支,在其分布区域发生伴有炎性的成簇疱疹。各年龄及性别组均可出现,但多见于老人及体弱者。

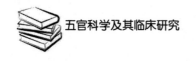

（二）诊断

起病前常先有发热、疲倦、全身不适、神经痛、畏光、流泪等前驱症状。3天后,三叉神经分布区出现皮肤肿胀、潮红、群集性疱疹。水疱可变干结痂,痂皮脱落后常留下瘢痕及色素沉着。病变区域可留有长期的感觉消失或异常。皮损局限于神经支配区域,不超过鼻部中线为眼睑带状疱疹的最大特征。有时同侧眼的角膜与虹膜也可同时累及。继发感染者,相应部位淋巴结肿大。

（三）治疗

发病初期局部可涂1%甲紫(龙胆紫)液或氧化锌糊剂。也可用0.1%~0.2%碘苷(疱疹净)液湿敷或3%阿昔洛韦眼膏涂布。适当休息,给予镇静、止痛剂,以及维生素B1、B2。重症患者,为增强抵抗力,可用丙种球蛋白及转移因子。预防继发感染,必要时全身使用抗生素。出现角膜炎、虹膜炎等并发症时,局部应用抗病毒药和散瞳药等。

三、单纯疱疹病毒性睑皮炎

（一）定义

单纯疱疹病毒性睑皮炎由单纯疱疹病毒所引起。这种病毒通常存在于人体内,当身体发烧或抵抗力降低时,便趋活跃。因发烧性疾病常常可以引起单纯疱疹发生,故又名热性疱疹。

（二）诊断

病变多发生于下睑部位,并与三叉神经眶下支分布范围符合。初发时睑部出现簇状半透明小泡组成的疱疹;约在1周内干涸,以后结痂脱落,不留下痕迹。但可复发。发病时有刺痒与烧灼感。如发生在近睑缘部位,亦有可能蔓延到角膜。病变基底刮片,常证实有多核巨细胞。

（三）治疗

①涂1%煌绿酒精后涂氧化锌糊剂或抗生素软膏,以加速干燥结痂过程。
②病变蔓延至角膜,见单纯性角膜疱疹的治疗。

四、眼睑丹毒

（一）定义

丹毒是由溶血性链球菌感染所致的皮肤和皮下组织的急件炎症。面部丹毒常易累及眼睑,上下眼睑均可发病,并向周围组织蔓延。

（二）诊断

其典型症状为皮肤局部充血(鲜红色)、隆起、质硬,表面光滑,病变边缘与正常皮肤之间分界清楚,周围有小疱疹包围,这是临床诊断的重要特征。眼睑常高度水肿,不能睁开,患部剧烈疼痛和压痛。耳前和颌下淋巴结常肿大,全身伴有高热。在病变过程中,如发现深部组织硬结化,应视为睑脓肿的前驱症状。睑部丹毒除可由面部蔓延而来以外,还可因睑外伤或湿疹继发性感染所致。抵抗力较强的患者,病变可于几天之内自行消退,但大多数情况,不经彻底治疗则病变可迁延数周之久.愈后无免疫力,遇到寒冷或创伤时,在原发灶上易复发。多次复发的结果慢慢会变成睑象皮病。

至于所谓坏疽性丹毒是一种较严重的丹毒感染,一般都原发于眼睑部。这种丹毒可在几小时或几天之内引起眼睑深部组织坏死,表面覆盖一层黑色硬痂皮,几周后脱落。

睑部丹毒可通过面部静脉或淋巴组织向眶内或颅内蔓延扩散,造成严重后果。有的病例由于眼球和眼眶组织的破坏,而导致视神经炎和视神经萎缩,以致失明。

（三）治疗

①局部紫外线照射,同时肌肉或静脉给大剂量青雷素。

②卧床休息。

第二节　睑缘炎

一、鳞屑性睑缘炎

（一）定义

在理化因素刺激、全身抵抗力降低、睡眠不足、营养不良、屈光不正等诱因下,眼睑腺体分泌过多,合并轻度感染时可引起睑缘炎。

（二）诊断

①睑缘局部刺痒,或无明显症状。

②睑缘可充血、肿胀,并有点状皮脂溢出,睫毛根部附有鳞屑。皮脂与鳞屑常混合成黄色蜡状分泌物,干后结痂。除去痂皮后,可见睑缘潮红,但无溃疡。睫毛易脱落,

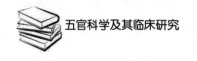

但可再生。炎症长期不愈，可导致睑缘肥厚、变钝、泪小点外翻，从而发生溢泪、慢性眼睑湿疹等并发症。

（三）治疗

去除病因及各种诱因。用生理盐水或 3% 重碳酸钠溶液轻轻擦去痂皮，然后用 2% 黄氧化汞（黄降汞）眼膏或四环素可的松眼膏涂擦、按摩睑缘，每日 3 次。痊愈后须继续用药 2 周以上，以免复发。

二、溃疡性睑缘炎

（一）定义

发病诱因与鳞屑性睑缘炎基本相同。葡萄球菌常为本病致病菌。多见于患有全身慢性病及贫血的儿童。

（二）诊断

①症状较鳞屑性睑缘炎更严重。

②皮脂分泌更多，睑缘皮肤、睫毛根部有脓疱及黄色痂皮，睫毛粘集成束。除去痂皮后，露出睫毛根端及出血性溃疡面。睫毛毛囊炎性破坏及睑缘瘢痕性收缩，可引起秃睫或睫毛乱生，甚至倒睫。炎症长期不愈，可导致睑缘肥厚、变形、溢泪、下睑皮肤湿疹或下睑外翻。

（三）治疗

用生理盐水或 3% 温硼酸溶液每日清洗睑缘，除去痂皮，并拔去患有毛囊炎的睫毛，然后涂用 2% 黄氧化汞或抗生素眼膏。本病比较顽固难治。因此，治疗务求彻底，切不可任意中断，必要时可考虑应用自身疫苗或葡萄球菌类毒素疗法。

三、眦部睑缘炎

（一）定义

眦部睑缘炎由摩—阿（Uorax-Axenfeld）双杆菌引起；缺乏核黄素者好发本病。体质衰弱、贫血、结核等慢性病常为其诱因。

（二）诊断

睑缘及附近皮肤轻度充血、糜烂，双眼外眦部多见。常合并眦角性结膜炎。

（三）治疗

0.5% 硫酸锌滴眼液对本症有效，每日 4~6 次。临睡前涂用 2% 黄氧化汞或抗生素眼膏,口服核黄素。

第三节 睑腺病

一、睑腺炎

(一)定义及分类

系眼睑腺体及睫毛毛囊的急性化脓性炎症。多见于儿童及年轻人。根据发病部位不同,可分为外麦粒肿和内麦粒肿两种。化脓性细菌(以葡萄球菌多见)感染,引起睫毛毛囊皮脂腺或汗腺的急性化脓性炎症,称外麦粒肿;而引起睑板腺急性化脓性炎症的,则称内麦粒肿。

(二)诊断

外麦粒肿睑缘部红、肿、热、痛,触痛明显。近外眦部者常伴有颞侧球结膜水肿。数日后,睫毛根部出现黄脓点,溃破排脓后痊愈。炎症严重者,常伴同侧耳前淋巴结肿大、压痛,或可伴有畏寒、发热等全身症状。

内麦粒肿眼睑红肿较轻,但疼痛较甚。眼睑红、肿、热、痛,睑结膜面局限充血、肿胀,2~3 日后其中心可见黄脓点。自行穿破,脓液排出后痊愈。

(三)治疗

脓肿形成前,应局部热敷,使用抗生素滴眼液及眼膏。反复发作及伴有全身反应者,可口服抗生素类药物。脓肿成熟时需切开排脓。应注意对外麦粒肿,其皮肤切口方向应与睑缘平行;对内麦粒肿,则其睑结膜面切口方向须与睑缘垂直。切忌挤压排脓,以免细菌随血流进入海绵窦引起脓性栓塞而危及生命。

二、睑板腺囊肿

(一)定义

是睑板腺排出管阻塞、腺内分泌物滞留,刺激管壁引起的睑板腺慢性炎性肉芽肿。

(二)诊断

多偶然发现,一般无显著症状。囊肿较大时,可有沉重不适感,部分则有异物感。单发或多发,上睑尤多。眼睑皮下可扪及圆形、边界清楚、与皮肤不粘连的肿块,

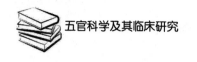

无压痛。相应的睑结膜充血,呈紫红或紫蓝色。如有继发感染,则其表现类似睑腺炎。反复发作的老年患者,应警惕睑板腺癌和横纹肌肉瘤之可能。

（三）治疗

囊肿小者,可不予处理,任其自行吸收或消散。也可局部热敷。或用2%黄氧化汞眼膏涂布并按摩,以促进囊肿吸收。囊肿大者,需手术刮除,睑结膜面的切口方向须与睑缘垂直。

三、睑板腺阻塞

（一）病因

睑缘炎、慢性结膜炎或其他原因造成睑板腺排泄管阻塞,分泌物积存日久而钙化。

（二）诊断

①患者可有干痒感,有时有异物感。
②透过睑结膜可见点状及线条状黄白色凝聚物,日久形成小结石。

（三）治疗

病因治疗的同时可局部应用抗生素眼膏,并按摩。小结石突出于睑结膜面时,可在1%丁卡因表面麻醉后,用尖锐小刀或注射针头剔除。

第四节　眼睑与睫毛位置异常

一、倒睫

（一）定义

为睫毛倒向眼球的不正常状态。毛囊周围瘢痕收缩,以及各种原因引起的睑内翻(如睑缘炎、睑腺炎、眼睑外伤等)均能造成倒睫。多见于沙眼。

（二）临床表现

患者可有异物感、疼痛、畏光、流泪等不适感觉。多表现为眼睑痉挛,局部结膜充血,角膜浅层混浊,新生血管形成,甚至出现角膜溃疡。

（三）治疗

首先予以病因治疗。倒睫少时,可用睫毛镊拔除,或行倒睫电解术,彻底破坏毛囊,以免再生。倒睫多时,则需手术矫治。

二、睑内翻

（一）定义及分类

睑缘向眼球方向内卷,睫毛部分或全部倒向眼球的反常状态。按病因分类,可有以下几种:

①痉挛性睑内翻系眼轮匝肌痉挛性收缩所致。好发于下睑。老年人多见。另外,结膜炎、角膜炎的刺激,长期包扎眼睛也可成为本病诱因。

②瘢痕性睑内翻系睑结膜及睑板瘢痕性收缩所致。常见于沙眼后,眼睑局部炎症或外伤也能发生。

③先天性睑内翻系内眦赘皮、鼻根部发育不良、肥胖所致。常见于婴幼儿下睑内侧。

④机械性睑内翻睑发育异常、无眼球、小眼球和眼球萎缩,因对眼睑失去支撑力量而出现睑内翻。

（二）诊断

①异物感、疼痛、流泪明显。

②睑缘内翻,部分或全部睫毛倒向眼球,直接摩擦角膜、结膜。结膜充血明显。可发生角膜炎,甚至角膜溃疡。视力亦可减退。

（三）治疗

病因治疗基础上,根据不同病情选择矫正方法:

①对先天性睑内翻,轻度者可随年龄增长趋向自愈,不急于手术。也可用短小橡皮胶布粘贴于下睑内侧皮肤,以起牵拉作用。重症者可用眼睑皮肤—穹窿部穿线法矫正。

②轻度痉挛性睑内翻和睑板不甚肥厚者,可作631法矫正。睑板肥厚者,则选何兹术式为宜。对老年人的痉挛性睑内翻可行下睑皮肤切除术。重症者可加眼轮匝肌部分切除术。

③瘢痕性睑内翻的矫正方法,常用的有睑板楔形切除术、睑板切断术、睑板切除术。

④机械性睑内翻,可试配义眼或羟基磷灰石义眼台联合义眼植入,既改善外观,又同时治疗了睑内翻。

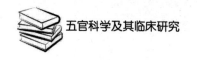

三、睑外翻

（一）定义及分类

睑缘向外翻转、离开眼球的反常状态。根据不同病因，可分为：

①瘢痕性睑外翻眼睑局部炎症或外伤尤其热烧伤、化学伤后形成瘢痕，收缩牵拉所致。

②痉挛性睑外翻多由眼轮匝肌痉挛所致，常见于眶脂丰满的幼儿或青年的下睑，结膜肥厚性变化、水肿或眼球高度突出时，也可发生本症。

③老年性睑外翻眼睑皮肤松弛所致，仅限于下睑。

④麻痹性睑外翻面神经麻痹所致，仅见于下睑。

（二）诊断

①临床表现轻重程度不一，溢泪为主要表现。轻者仅睑缘后唇稍离开眼球，睑结膜并无外露（又名睑缘外旋）。重者可使泪点外翻。局部皮肤湿疹。眼睑闭合不全可使暴露的结膜干燥、充血、肥厚，角膜上皮干燥、脱落，甚至引起暴露性角膜溃疡。

②检查常规检查视力，用放大镜或裂隙灯显微镜检查眼睑、结膜、角膜。

（三）治疗

在病因治疗基础上，要求溢泪患者向上轻拭泪液。有眼睑闭合不全角膜暴露者，应在结膜囊内涂以大量眼膏，保护眼球。保守治疗无效时，可作睑缘缝合术。对痉挛性睑外翻者可采用包扎疗法。对老年性睑外翻者可施行睑缘缩短术。对病程已久的麻痹性睑外翻者，可作外眦部睑缘缝合术。对轻度瘢痕性睑外翻者可选择"Z字"形缝合术。重症患者则在彻底切除瘢痕组织后，用游离植皮或转移皮瓣矫治。

四、内眦赘皮

（一）定义

内眦赘皮是遮盖内眦部垂直的半月状皱折，在所有种族3~6个月的胎儿是常见的。发生在胚胎3个月、4个月，较为合理的学说归因于颅骨及鼻骨之发育不良，使过多的皮肤形成皱折。

（二）诊断

内眦赞皮经常是双侧的，皮肤皱折起于上睑，呈新月状绕内眦部走行，至下睑消失。少数病人由下睑向上伸延。例外的可以是单侧的。皱折亦可很宽，有时遮蔽内眦部,偶有遮盖鼻侧眼球影响一部分视野者。患者两眼距离较远,鼻子低平,常误认为是内斜视。有些无精打彩的外貌。在鼻梁上皱折中捏起皮肤内眦赘皮可暂时消失。

本症常合并上睑下垂、睑裂缩小、内斜视及向上运动障碍以及先天性睑缘内翻。少数病例泪阜发育不全。

(三)治疗

轻者不需治疗,为美观可行整形术。如合并其他先天异常者应酌情手术矫正。

五、眼睑闭合不全

(一)定义

睑裂闭合受限或完全不能闭合,导致眼球部分外露的反常状态,又称"兔眼"。严重睑外翻、先天性上睑或者下睑过短或缺损、眼球病变或眶内占位病变造成的眼球突出、面神经麻痹则可引起麻痹性睑裂闭合不全。

(二)诊断

临床表现除原发病表现外,有不同程度的溢泪。除有碍美观外,暴露的角膜干燥、上皮脱落、混浊,甚至发生暴露性角膜溃疡。

检查常规检查视力,用放大镜、裂隙灯显微镜检查眼前节情况。

(三)治疗

除病因治疗外,可采取局部保护措施,结膜囊内涂大量抗生素眼膏,并以眼垫覆盖或作眼部"湿房"。亲水软性角膜接触镜对角膜也有很好的保护作用。必要时可作中央性睑缘缝合术。

六、上睑下垂

(一)定义及分类

提上睑肌功能不全或丧失,致上睑部分或全部下垂、睑裂变窄。按病因可分为:

1. 先天性上睑下垂(congenital blepharoptosis)

系动眼神经核或提上睑肌发育异常所致,为常染色体显性或隐性遗传。

2. 后天性上睑下垂

继发于眼睑本身疾病、神经系统或其他全身性疾病,主要有:

(1)麻痹性上睑下垂:动眼神经麻痹所致,多为单眼。

(2)交感性上睑下垂:米勒(muller)肌功能障碍或颈交感神经受损所致,后者常致

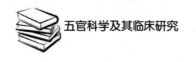
霍纳(Horner)综合征。

(3)肌源性上睑下垂;多见于重症肌无力。

(4)机械性上睑下垂:眼睑本身病变使眼睑重量增加所致。

(二)诊断

临床表现:

①先天性上睑下垂者,双侧居多,可伴有眼睑其他先天异常或眼外肌麻痹;后天性上睑下垂者,则常有原发病的相应症状。

②自然睁眼向前平视时,双眼或单眼上睑遮盖角膜上缘超过2mm。若双眼瞳孔被遮,则患者视物呈仰头姿态或眉弓抬高,额部皮肤出现较深横皱纹。有时可伴有内眦赘皮、小睑裂等畸形。严重的先天性上睑下垂者可影响视功能发育,日久则发生弱视。重症肌无力所致者有晨轻夜重的特点,常伴其他眼外肌无力现象,眼球运动亦受到不同程度的障碍。

检查常规检查视力,用放大镜、裂隙灯显微镜检查眼前节情况,必要时验光检查。对重症肌无力可疑患者,可作新斯的明试验,以明确诊断。肌注新斯的明0.5mg,15~30min后症状缓解者为阳性。

(三)治疗

先天性上睑下垂未完全遮盖瞳孔者,可择期手术矫正;完全遮盖瞳孔者,应尽早手术矫正,以防产生弱视。提上睑肌肌力良好(8mm以上)或中等(4~7mm)者,可考虑作提上睑肌缩短术;肌力弱(0~3mm)者,可选择利用额肌力量的手术,如阔筋膜悬吊术、眼轮匝肌悬吊术等。

后天性上睑下垂,应先作病因治疗,无效时再行手术。伴有其他眼肌麻痹或重症肌无力者,手术应慎重。

七、双行睫

(一)定义

双行睫为先天性睫毛发育异常。Begle及Szily认为是远祖遗传征象之一。此种现象常在动物中发生。为显性遗传。

(二)诊断

临床表现在正常睫毛后方另发生一行睫毛,此睫毛由睑板腺口内长出。数目少者3~5很,多者20余根。可在若干睑板腺口内无睫毛发生。常见于双眼上下睑,亦有只发生于双眼下睑或单眼者。此副睫毛细软短小、色素少。但亦有与正常睫毛相同者。排列规则,直立或向内倾斜。常引起角膜刺激症状。因副睫毛较细软,角膜上皮长期受刺激已能适应,所以有的儿童直到 5~6 岁因外观上有轻度"红眼"症状,才引起家长的重视。裂隙灯检查时角膜下半部可被染色。偶有合并睑缘外翻者。

病理检查发现本病之睑板腺缺如,该处被睫毛囊所代替。

（三）治疗

如副睫毛少可行电解术。马庆询(1981)曾对 7 例(14 眼)患者行毛囊摘除术,系将毛囊随同副睫毛一并摘除。远期效果符合眼睑生理的功能与外观。

八、先天性睑裂狭小症

（一）定义

先天性睑裂狭小症的特征为睑裂较小。Waardenberg 认为系胚胎 3 个月前后由于上颌突起发育抑制因子量的增加与外鼻突起发育促进因子间平衡失调,故两眼内眦间距离扩大、下泪点外方偏位。本病为常染色体显性遗传。

（二）诊断

临床表现本症之睑裂左右径及上下径皆较正常明显的变小。有的横径仅 13mm,上下径仅 1mm。常伴有内眦角之异常。

本症合并的其他先天异常合并鼻梁低鼻根部宽者较多。有合并内眦赘皮及上睑卜垂者。亦有合并小眼球、小角膜、泪小管延长及泪小点向外偏位者。有的合并不同程度之智力缺陷。

（三）治疗

可行外眦切开内眦成形术,亦有行隆鼻术者。合并有上睑下垂者行睑下垂手术。

九、先天性眼睑缺损

（一）定义

先天性眼睑缺损为较少见之先天异常。文献报告中女多于男。

（二）诊断

单眼者较多见。上睑缺损较下睑者多见。亦有右上下睑缺损伴左下睑缺损或双眼上下睑对称的四个缺损者。眼睑缺损的部位以中央偏内侧者占绝大多数。缺损之形状多为三角形,基底在睑缘,亦有呈梯形或横椭圆形者。有报告内眦及外眦部缺如

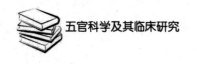

者,其缺损之幅度占睑裂之 3/4,其宽度最大者为 7mm。

（三）治疗

我国宁金龙等(1982)曾利用睑缺损部本身的睑板及睑组织设计推移或滑行的带蒂组织瓣修复上睑缺损,取得了满意效果。

十、睑球粘连

（一）定义

睑结膜与球结膜间发生粘连,多由化学伤、灼伤所致。一些严重的眼病,如沙眼、溃疡性结膜病,以及复发性翼状胬肉也可发生本症。

（二）诊断

临床表现睑、球结膜粘连程度轻重不一。轻者可无明显症状。粘连面积大者,常引起眼球运动障碍而出现复视。累及角膜瞳孔时,可影响视力和仪容。

检查常规检查视力,用放大镜、裂隙灯显微镜检查眼前节情况。

（三）治疗

在治疗原发病的同时,要采取预防睑球粘连的措施,结膜囊内涂大量眼膏,用玻璃棒经常分离创面,或在结膜囊内放置硅橡胶薄膜等。

形成睑球粘连后,较轻者常无明显症状,不需治疗。范围较小的,可分离粘连后作自体结膜移植。范围较大的,则选自体口腔粘膜移植。对严重的角膜粘连者,可同时作板层角膜移植术。

第三章 结膜炎

结膜炎(conjunctivitis)占结膜病首位,是眼科的常见病和多发病。结膜与外界直接接触,易受风、尘、烟、热等刺激,也容易受到感染及外伤。同时,结膜富含神经血管,对各种刺激反应敏感。

第一节 总论

一、定义

结膜炎(conjunctivitis)是结膜受病原体感染而发生的炎症。

二、病因

结膜炎的病因可根据其不同性质分为微生物性及非微生物性两大类;现根据其不同来源归纳为以下三大类:

外源性来自外界各种病原微生物如细菌、病毒、真菌、衣原体、寄生虫等,通过衣物、毛巾、昆虫等传播途径导致结膜炎症。各种机械性、物理性、化学性外伤均可成为致病因素。

内源性由菌血症、全身过敏状态或全身代谢障碍引起。

局部组织病变蔓延邻近组织如角膜、巩膜、眼睑、鼻窦、泪器等部位的炎症蔓延而来。

三、诊断

(一)临床表现

症状患眼睛异物感、烧灼感、眼睑沉重、发痒、摩擦感等。当病变累及角膜时,则出现明显的畏光、流泪并有程度不等的疼痛及视力下降。

1. 结膜充血

表层结膜血管的充血,其特点是愈近穹隆部充血愈明显,而愈靠近角膜缘充血愈

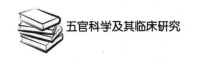

轻;形态呈网状,血管分支多,色鲜红,可伸入角膜形成角膜血管翳,淌滴用肾上腺素液之后充血很快消失。结膜充血与角膜、巩膜或虹膜睫状体的炎症造成的睫状充血有明显区别,后者为深部前睫状血管的充血,其特点是愈靠近角膜缘充血愈重,愈近穹隆部充血愈不明显、血管走行围绕角膜缘呈放射状,分支少,推动结膜时血管不移动,滴用肾上腺素液后充血不消失。

2. 分泌物

分泌物除来源于杯状细胞、泪腺、副泪腺等外,还有白细胞和纤维蛋白渗出物。分泌物的性质,可因不同病因而异。细菌性结膜炎分泌物量多且常为粘液性或脓性,早晨醒来常常上下睑粘着。病毒性者分泌物量少、呈水样或浆液性。过敏性者分泌物如春季卡他性结膜炎常呈红白色丝状。

3. 结膜下出血

严重的结膜炎在球结膜下出现点状、片状出血,色鲜红出血量多时呈黑红色,边界清晰。非大量出血者1~2周内可完全吸收,不留痕迹。

4. 结膜水肿

重症结膜炎时,由结膜血管渗漏导致组织水肿。因球结膜及穹隆结膜组织松弛,水肿时隆起明显,严重者球结膜可突出睑裂外。而睑结膜与睑板紧密相连,水肿表现不显著。

5. 乳头增生

为结膜上皮、血管过度增生及淋巴细胞浸润所致,使结膜表面不光滑,呈绒布状。裂隙灯显微镜下观察,乳头中央部有伞状新生血管。常见于慢性结膜炎及沙眼,春季卡他性结膜炎时可见典型的石榴状乳头增长。

6. 滤泡形成

滤泡较乳头大,为淋巴细胞局限性聚集,隆起呈半球状,半透明,裂隙灯显微镜下观察,见其边缘有血管包绕。多见于衣原体和病毒性结膜炎。

7. 假膜与膜

某些细菌感染(如链球菌、科—威杆菌和肺炎双球菌)所致的结膜炎,常有一层白色膜,为纤维素与白细胞组成,粘附在结膜面上。此种膜容易揉去或用镊子剥离。虽有轻度出血. 而无组织损坏,称为假膜;但白喉杆菌所致的膜纤维蛋白侵入组织深部。与结膜上皮交织在一起,不易分离,如强行剥离则必破坏组织引起溃疡,称为真膜。

8. 疱疹

疱疹为淡灰白色实性小结节,周围局限性充血,破溃后形成火山口状溃疡,见于泡性结膜炎。

9. 瘢痕形成

为绒状、网状或片状。见于手术后、化学伤或热烧伤、沙眼等。

干燥结膜面失去光泽和弹性,如蜡状,因腺体分泌障碍或维生素 A 缺乏所致,见于上皮性干燥症和实质性干燥症。

假性上睑下垂由于细胞浸润或瘢痕形成使上睑肥厚、重量增加而造成,见于沙眼或浆细胞瘤等。

耳前淋巴结肿大见于病毒性结膜炎。可有压痛,细菌感染者极少见。

结膜肉芽肿较少见,可见于结核、麻风和梅毒性结膜炎。

(二)实验室检查

细菌学检查对于结膜炎病人,为了及早确定病原,并迅速筛选出最有效的治疗药物,应作分泌物涂片或结膜刮片检查、以便确定细胞内有无细菌,必要时作细菌和真菌的分离培养、药物敏感试验。如无菌生长则应考虑为衣原体或病毒的可能性。可作实验室分离鉴定。

细胞学检查不同病原体引起的结膜炎细胞反应不同,故涂片或刮片查细胞对鉴别诊断颇有意义。多形核白细胞增多,常表示为细菌或衣原体感染;单核细胞增多,常为病毒感染;有巨噬细胞则应考虑沙眼;若胞质内有包涵体则诊断为沙眼或包涵体性结膜炎;嗜酸粒细胞增多为过敏反应。上皮细胞角化则为结膜干燥的特征。

四、预防和治疗

(一)预防

结膜炎多为接触传染,故应提倡多洗手、洗脸,不用手或衣物拭眼。脸盆、毛巾、手帕必须专人专用,应经常日晒或煮沸消毒,防止传染。

对患有传染性结膜炎患者应行隔离。更不允许到公共游泳区游泳,医务人员在接触患者之后也必须洗手消毒,以防交叉感染。

对工作环境条件较差者要设法改善环境、条件或带保护眼镜以防引起结膜炎。

对浴室、餐厅、游泳池要加强宣教和定期检查,加强管理。

(二)治疗

1. 局部治疗

(1)不要遮盖患眼:因结膜炎时分泌物很多,遮眼不利于分泌物排出,且遮眼会使结膜囊温度升高,有利于细菌繁殖,加重炎症。畏光者可戴防护镜。

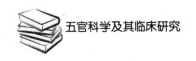

（2）冲洗结膜囊：结膜囊内有分泌物，应行冲洗，其主要作用是清洁。可用生理盐水、2%~3%硼酸溶液或1:5000~1:10000升汞液。冲洗液需有适宜的温度。冲洗时要翻转眼睑，同时用手指推动上、下睑，以便彻底冲去分泌物。

（3）局部用药：①滴眼剂：可选用含抗生素和磺胺药的眼药水。药物的选择应根据致病菌对其是否敏感而定。重症者在药敏结果报告出来前可行几种抗生素合用。②眼膏：在结膜囊内停留时间较久，适用于睡前。③腐蚀剂：杀菌和腐蚀坏死组织。选用1%硝酸银涂擦睑结膜面，切不可触及角膜，随即用生理盐水冲洗，对急性期分泌物多者效果尤显。

2. 全身治疗

严重的结膜炎病人需全身使用抗生素、磺胺药物、抗病毒药物或其他药物。

第二节　细菌性结膜炎

一、急性卡他性结膜炎

（一）定义

急性卡他性结膜炎（acute catarrhal conjunctivitis）俗称"红眼"或"火眼"，是由细菌感染引起的一种常见的急性流行性眼病。发病有季节性，夏、秋两季多见，多双眼发病，其主要特征是发病急，结膜明显充血，有脓性或粘液脓性分泌物，有自愈倾向，病程多为2~4周。

（二）病因

常见的致病菌为 kochweck 杆菌、肺炎双球菌、流行性感冒杆菌、金黄色葡萄球菌也可见到。后两种细菌平常寄生于结膜囊内，不引起结膜炎。但在其他结膜病变及局部或全身抵抗力降低时有时也可引起急性结膜炎的发作。细菌可通过多种媒介直接接触结膜。其在公共场合、集体单位如幼儿园、学校及家庭可迅速蔓延，导致广泛流行。特别是在春秋季节，各种呼吸道疾病盛行，结膜炎致病菌有可能经呼吸道传播。

（三）诊断

1. 临床表现

（1）自觉患眼刺痒有异物感，严重时有眼睑沉重感及畏光、流泪、烧灼感。

（2）有时因分泌物附着在角膜表面瞳孔区，造成暂时视物不清，冲洗后即可恢复

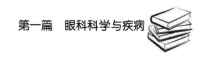

视力。

（3）眼睑肿胀，睑、球结膜明显充血呈鲜红色，以睑部及穹隆部结膜最为显著。

（4）有大量脓性或粘液脓性分泌物，严重者在结膜面可有假膜出现，又称伪膜性结膜炎。

（5）结膜下出血球结膜下散在点、片状出血。

（6）角膜并发症主要是由 kochweck 杆菌引起。表现为卡他性角膜边缘浸润及溃疡，病变开始呈浅层点状浸润，以后浸润互相融合，遗留云翳。

2. 实验室检查

（1）细菌学检查分泌物涂片或结膜刮片可分离发现致病菌，必要时可做细菌培养和药敏试验。

（2）细胞学检查分泌物涂片或结膜刮片可见多形核白细胞增多。

3. 鉴别诊断

（1）急性充血性青光眼睫状充血或混合充血。角膜雾状混浊，瞳孔散大，眼压急剧上升，视力急剧下降，眼胀痛伴同侧头痛、恶心、呕吐。

（2）急性虹膜睫状体炎睫状充血，愈近角巩膜缘愈明显，角膜后有沉着物，前房闪辉阳性，晶状体前囊有色素或部分虹膜后粘连，视力障碍。

（3）病毒性结膜炎有水样分泌物，常合并结膜下出血，耳前淋巴结肿大，睑结膜有滤泡形成，角膜常有点状浸润。

（四）治疗

在发病早期和高峰期作分泌物涂片或结膜刮片检查，确定致病菌，并作药敏试验，选择有效药物治疗。一般病程晚期细菌学检查阳性率较低。保持局部清洁，不遮患眼，及时彻底控制感染，防止复发和交叉感染。

（1）冲洗结膜囊：对分泌物多的患者，可用 1:5000～1:10000 升汞液、3%硼酸溶液或生理盐水冲洗结膜囊；若分泌物不多，消毒棉签蘸上述溶液清洁眼部。

（2）1%硝酸银涂擦睑结膜面，然后用盐水冲洗。

（3）局部选用眼药水（膏），如 0.25%氯霉素、0.3%氧氟沙星、0.5%林克霉素或 10%～15%磺胺醋酰钠等，每 1～2 小时 1 次，睡前用 0.5%四环素、0.5%土霉素眼膏或 0.5%红霉素眼膏涂眼，防止眼睑粘着，同时使药物在结膜囊内保留较长时间。在并发角膜炎时，应按角膜炎处理。

治疗要及时、彻底，防止复发。

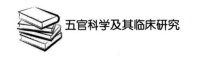

二、慢性卡他性结膜炎

(一)定义

慢性卡他性结膜炎(chronic catarrhal conjunctivitis)为常见眼病,多双眼发病,是由多种原因引起的结膜慢性炎症。

(二)病因

1. 感染因素

可为急性结膜炎未彻底治愈转变而来,或因致病菌数量少,毒力较弱而同时机体抵抗力较强,致使病变呈慢性迁延状态。常见的致病菌有莫—阿双球菌、卡他球菌、大肠杆菌、变形杆菌、链球菌等。

2. 非感染因素

①不良环境刺激,如风沙、灰尘、强光和有害气体刺激等。②眼部刺激如:倒睫、慢性泪囊炎、泪道阻塞等。③长期使用某些刺激性药物。④与屈光不正、睡眠不足、烟酒过度及刺激性饮食也有关。

(三)诊断

1. 临床表现

本病患者的自觉症状轻重不一,因人而异。

(1)主要症状为患眼痒、干涩感、刺痛、异物感、眼睑沉重及视力疲劳等,尤以晚间或阅读时明显加重。

(2)睑结膜轻度充血,长期慢性炎症刺激者则出现睑结膜充血、肥厚、粗糙、有乳头增生,呈天鹅绒状。

(3)有粘液性或白色泡沫样分泌物,量少,常聚集于眦部。如为莫—阿双球菌引起的炎症,常有口角充血、糜烂等症状。

2. 实验室检查

细胞学检查取分泌物涂片或结膜刮片可发现大量淋巴细胞和浆细胞。

细菌学检查取分泌物涂片或结膜刮片可发现致病菌。

(四)治疗

首先应去除病因,改善生活环境和工作条件,消除不良卫生习惯,积极治疗倒睫、慢性泪囊炎、睑缘炎,矫正屈光不正等。可挤压按摩睑板,对睑缘分泌物的分解产物刺激睑板所造成的睑腺性结膜炎有一定疗效。

治疗可选用抗生素眼药水(膏)或磺胺类眼药水,每日4~6次,晚间可用抗生素眼膏。0.3%~0.5%硫酸锌眼药水对莫—阿双球菌有特效,亦可解除痒感,每日3~4次。

(五)疗效标准和预后

疗效标准治愈后不留瘢痕,不影响视力,病变只限于结膜,角膜不受累。

预后病程长,难以根治。

三、淋菌性结膜炎

(一)定义

淋菌性结膜炎(gonococcal conjunctivitis)也称淋菌性脓漏眼或淋病眼,是由淋球菌感染引起的一种极为剧烈的急性传染性化脓性炎症。可发生于成人,也可发生于新生儿。本病的主要特征是高度的眼睑、结膜充血水肿,有大量脓性分泌物,发病急,进展迅速,如治疗不及时,短期内可形成角膜溃疡,进而角膜穿孔,造成失明严重后果。近年来,此病在我国有逐年增加的趋势。

(二)病因

为淋病奈瑟菌感染所致,多因出生时通过患有淋菌性阴道炎母亲的产道时感染,成人多为自身感染。

(三)诊断

1.临床表现

(1)有淋病病史或接触史。

(2)发病急剧,眼睑肿胀,结膜高度充血、水肿,有大量脓性分泌物。

(3)分泌物中可查到大量淋球菌。

(4)常伴有角膜溃疡、角膜穿孔。

2.鉴别诊断

眼—尿道—滑膜综合征:本病原因不明,有细菌、螺旋体、滴虫及病毒感染等学说,眼部表现主要为化脓性结膜炎,但较淋球菌者为轻。常并有色素膜炎(葡萄膜炎)。同时伴非淋菌性尿道炎及多发性关节炎。

3.检查

(1)由于角膜有穿孔的危险,应彻底检查整个角膜,排除角膜周边溃疡(尤其上半角膜)。

(2)立即行结膜刮片革兰染色及常规培养加药敏。

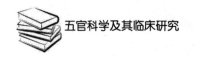

（四）治疗

用生理盐水、1:1000高锰酸钾溶液或3%硼酸溶液冲洗结膜囊,开始可每5～10分钟冲洗1次,以后逐渐减至每半小时至1小时1次,直至分泌物消失。单眼患者,冲洗时将头向患侧倾斜,以免冲洗液流入健眼。

可频滴0.25%氯霉素、0.1%利福平眼药水,红霉素、杆菌肽眼膏,也可用0.3%氧氟沙星眼药水(膏)等。出现角膜病变时应用阿托品滴眼液或眼膏散瞳,并使用氧氟沙星、妥布霉素滴眼液。

全身治疗:首选青霉素,可用青霉素肌肉注射或静脉滴注,也可用头孢菌素或大观霉素,还可用氨苄西林等。小儿用青霉素可按5万U/kg体重计算,肌内注射及静脉滴注。如角膜已受累,应用头孢抱曲松1g静脉推注,2次/日,根据病人对治疗的反应决定治疗时间。对青霉素过敏的病人可考虑环丙沙星200mg,静脉推注,2次/日。喹诺酮类药物禁用于孕妇和儿童。

四环素或红霉素治疗可能发生的衣原体合并感染。

（五）疗效标准及预后

及时治疗,炎症消退后,睑结膜上遗留瘢痕。

角膜浅层受侵犯时,愈后留云翳;形成溃疡,愈后则留斑翳;若角膜穿孔,则留粘连白斑。

视力受影响或严重影响,甚至丧失视力,新生儿常成盲童。

（六）预后

淋菌性结膜炎是严重的致盲性眼病。如不及时治疗,常造成不良后果。

四、眦部结膜炎

（一）定义

眦部结膜炎(angular conjunctivitis)主要通过接触传染,是由多种原因引起的一种结膜炎症,多双眼发病并伴眦部睑缘炎。

（二）病因

①莫—阿双球菌感染,也可为其他致病菌所致。

②不良卫生习惯,理化因素刺激。

③各种眼部慢性疾患。

④屈光不正等均可诱发。

（三）诊断

1.临床表现

（1）内、外眦部皮肤潮红、糜烂。

（2）内、外眦部结膜充血,常与眦部睑缘炎并存。

（3）发病时有眼痒,有粘液性或白色泡沫样分泌物,量少,常聚集于眦部。如为莫—阿双球菌引起的炎症,常有口角充血、糜烂等症。

2.实验室检查

分泌物涂片或结膜刮片可找到莫—阿双球菌。

（四）治疗

原则去除病因,消除各种不良卫生习惯和理化因素刺激,积极治疗各种慢性炎症,矫正屈光不正等。

治疗方法局部用抗生素或磺胺类眼药水,每日 4~6 次,晚上涂抗生素眼膏,0.3%硫酸锌液滴眼效果较好,每日 3~4 次。1%硝酸银眼膏涂局部,然后用生理盐水冲洗,每日 1 次,可连续 3~5 日,合并睑缘炎者,可加用维生素 B2、复合维生素 B。

（五）预后

该病病程长,难以根治,且易复发。

第三节　病毒性结膜炎

病毒性结膜(viral conjunctivitis)由腺病毒或肠道病毒感染所引起,是传染性很强的眼病。

一、流行性角膜结膜炎

（一）定义

流行性角膜结膜炎(epidernic kerato conjunctivitis)是一种传染性很强的眼病,由腺病毒感染引起的,曾引起世界性流行,多发于夏季。现在各地仍有散发病例。本病特点为结膜大量滤泡,有时可伴伪膜形成。角膜发生上皮细胞下浅在圆形点状浸润。

（二）病因

病原体为腺病毒感染所致,以腺病毒 8 型为主,接触传染。凡洗脸用具及眼接触

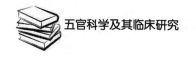

的物品,皆可为传染媒介。

（三）诊断

1. 临床表现

潜伏期 5~12 日,平均约 8 日。常为双侧,可先后发病。患眼刺激症状显著,有异物感、刺痒、烧灼感及水样分泌物。病变累及角膜时,有明显畏光、流泪和视力模糊。检查时结膜充血、水肿,睑结膜和穹隆结膜有大量滤泡,尤以下睑明显。睑结膜面有假膜,角膜有圆点状浸润,直径约 0.4~0.7mm,呈散在分布,伴有角膜知觉减退,不发展为溃疡,角膜混浊于数月内逐渐吸收、也有的持续数年之久。病情严重着,可残留不同程度的角膜圆形薄翳,一般对视力影响不大。可有耳前淋巴结肿大。

2. 实验室检查

（1）细菌学检查取分泌物涂片或结膜刮片无菌生长。

（2）细胞学检查取分泌物涂片或结膜刮片可见单核细胞增多。

（3）必要时可进行病毒分离。

3. 鉴别诊断

急性卡他性结膜炎。

（四）治疗

原则抗病毒治疗,防止交叉感染。

二、流行性出血性结膜炎

（一）定义

流行性出血性结膜炎（epidemic hemorrhagic conjunctivitis，EHC）亦称急性出血性结膜炎,是一种传染性极强的急性结膜炎,俗称红眼病,在世界许多国家和地区均引起过暴发流行,多发于夏秋季节。其特点为起病急剧、刺激症状重。可伴有结膜下出血,角膜上皮损害及耳前淋巴结肿大。常迅速蔓延流行。

（二）病因

病原体为 RNA 病毒组中的肠道病毒 70 型,本病为接触传染,主要通过患者用过的物品或与患者接触过的手而传染。主要传染途径为患眼-水-健眼,或患眼-手或物-健眼。多见于成年人,小儿较少。

（三）诊断

1. 临床表现

本病起病急剧，潜伏期最短为 2~3 小时，一般为 12~24 小时。患眼有异物感、畏光、流泪，分泌物呈水样，结膜充血、水肿，有滤泡形成，结膜下点、片状出血，角膜上皮点状剥脱，发热、乏力、咽痛，耳前淋巴结肿大、触痛。常双眼同时或先后发病。

2. 实验室检查

（1）分泌物涂片或结膜刮片无菌生长。

（2）单核细胞增多，病毒分离可发现肠道病毒 70 型。

（3）荧光素标记抗体染色，在受病毒感染的细胞内可找到特异性颗粒荧光染色。

（四）治疗

常用的局部抗病毒滴眼剂为 5% 吗啉双胍、0.1% 疱疹净及 0.2% 阿糖胞苷、0.5% 病毒唑眼药水，每 1~2 小时 1 次，配合滴用抗生素眼药水可防止继发感染。合并前色素膜炎者可予散瞳剂并适当使用皮质类固醇药物。此外，肌肉注射恢复期全血或血清，能缩短病程并可预防角膜炎的发生。

三、咽结膜热

（一）定义

咽结膜热（Pharyngo-conjunctival fever）又称腺、咽、结膜炎，是由腺病毒感染引起的急性传染性结膜炎。主要侵犯儿童。其主要特点是全身发热，并伴有咽炎、急性滤泡性结膜炎和淋巴结肿大。多发于 5~9 岁的儿童。

（二）病因

本病大多由 Ⅲ 型腺病毒感染引起，偶有腺病毒 Ⅳ 型和 Ⅶ 型感染。经呼吸道或接触传染，单眼或双眼同时发病。感染后有一定免疫力。

（三）诊断

1. 临床表现

潜伏期约 5~6 日。开始有高热（体温 39~40℃），咽部充血，咽后壁滤泡增生。局部淋巴结肿大，同时伴全身症状如：肌痛、腹泻及头痛等。眼部烧灼感、流泪、异物感及浆液性分泌物。结膜充血、水肿，以下睑结膜和穹隆结膜为主，大量滤泡形成，发生角膜合并症较少，偶见合并点状角膜炎或角膜上皮下浸润。

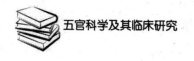

2. 实验室检查

(1) 分泌物涂片或结膜刮片无菌生长,单核细胞增多。

(2) 进行病毒分离可找到Ⅲ型腺病毒。

3. 鉴别诊断

(1) 流行性角膜结膜炎流行快、范围广,常发生角膜病变,为Ⅲ型腺病毒感染。

(2) 包涵体性结膜炎由沙眼衣原体中眼—生殖泌尿型即 D—K 型衣原体感染,在结膜刮片中可找到包涵体而无其他致病菌。无全身症状。

(3) 急性滤泡性结膜炎多见于成人,无全身症状,刮片中可找到细菌。

(四) 治疗

同流行性出血性结膜炎。

(五) 预后

一般不侵犯角膜,偶见角膜浅层点状浸润并可发展到角膜上皮下浸润,但治愈后不留痕迹,故预后良好。

第四章　白内障与玻璃体混浊

第一节　白内障

　　白内障(cataract)是常见的致盲性眼病。人眼中有一个组织叫做晶状体,正常情况下它是透明的,光线通过它及一些屈光间质到达视网膜,才能清晰地看到外界物体。一旦晶状体由于某些原因发生混浊就会影响视网膜成像,使人看不清东西。也就是说,晶状体混浊导致视力下降就是白内障。凡是各种原因如老化,遗传,局部营养障碍,免疫与代谢异常,外伤,中毒,辐射等,都能引起晶状体代谢紊乱,导致晶状体蛋白质变性而发生混浊,导致白内障。眼球内的晶状体发生混浊、由透明变成不透明,阻碍光线进入眼内,从而影响视力。早期混浊轻微或范围较小时不影响视力,而后逐渐加重至明显影响视力甚至失明。白内障引起的视力下降,是无法通过配戴眼镜矫正的。

　　凡是各种原因如老化,遗传,局部营养障碍,免疫与代谢异常,外伤,中毒,辐射等,都能引起晶状体代谢紊乱,导致晶状体蛋白质变性而发生混浊,导致白内障。本病可分先天性和后天性:(1)先天性白内障又叫发育性白内障,多在出生前后即已存在,多为静止型,可伴有遗传性疾病,有内生性与外生性两类,内生性者与胎儿发育障碍有关,外生性者是母体或胎儿的全身病变对晶状体造成损害所致,先天性白内障分为前极白内障,后极白内障,绕核性白内障及全白内障。(2)后天性白内障出生后因全身疾病或局部眼病,营养代谢异常,中毒,变性及外伤等原因所致的晶状体混浊,分为6种:①老年性白内障,最常见,又叫年龄相关性白内障,多见于40岁以上,且随年龄增长而增多,与多因素相关,如老年人代谢缓慢发生退行性病变有关,也有人认为与日光长期照射,内分泌紊乱,代谢障碍等因素有关,根据初发混浊的位置可分为核性与皮质性两大类。②并发性白内障(并发于其他眼病)。③外伤性白内障。④代谢性白内障。⑤放射性白内障。⑥药物及中毒性白内障。

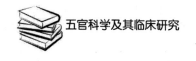

一、老年性白内障

(一)定义

老年性白内障(senile cataract)随着年龄增长发病率增高。它是晶状体老化过程中出现的退行性改变,在这过程中晶状体逐渐失去透明性。

(二)临床表现及分型

老年性白内障临床上分为以下三型:皮质性白内障、核性白内障、囊下白内障。

临床表现:患者年龄多在45岁以上,视力逐渐下降。一般为双眼发病,也可以两眼先后发病或轻重不等。

1.皮质性白内障

是老年性白内障中最常见的一种类型,根据病程可以分为四期。

(1)初发期:混浊出现在晶状体周边皮质,呈楔形,瞳孔区晶状体仍透明,视力不受影响。

(2)肿胀期(未成熟期):混浊向中心侵及,瞳孔区晶状体逐渐混浊,视力也明显下降。在此期皮质吸收水分使晶状体膨大,虹膜前移,前房角变窄,容易引起青光眼急性发作。

(3)成熟期:晶状体完全混浊呈乳白色,水肿消退。视力显著下降. 可仅剩光感,但光定位和色觉正常。

(4)过熟期:晶状体内水分丢失,晶状体缩小,皮质分解液化,晶状体核下沉,视力稍有提高。因囊膜的渗透性增加或囊膜破裂,液化的皮质进入前房角引走晶状体蛋白过敏性葡萄膜炎。变性的晶状体皮质被大单核细胞或巨噬细胞吞噬,易堵塞房角引起继发性开角型青光眼或称晶状体溶解性青光眼。此外,晶状体悬韧带常发生退行性变,容易引起晶状体脱位。

2.核性白内障

混浊从核开始,呈褐色或棕色,早期改变为核屈光指数增加,患者表现为老视减轻,近视增加。核性白内障发展较慢,晚期核变为深棕色和棕黑色,皮质也逐渐混浊,远近视力均下降。

3.囊下白内障

晶状体囊膜下上皮细胞形成小泡、结晶、粗糙不平的盘状混浊,多出现在后囊膜下。因混浊在视轴内,早期患者就感到视力下降。囊下白内障以后发展为皮质性混浊,最终晶状体完全混浊。

（三）诊断

1. 病史

2. 临床表现

3. 推荐检查

（1）眼B超：可以了解眼后节是否存在玻璃体混浊、网脱等疾病。

（2）眼电生理：检查网膜功能、视路传导有无异常。

4. 可选择的检查

角膜内皮细胞计数。

（四）治疗

目前对老年性白内障的治疗，如果视力下降已影响患者的正常生活与学习，手术摘除混浊的晶状体并植入人工晶状体为最有效的方法。早期老年性白内障治疗可选用抗白内障药物，如吡诺克辛（白内停）、谷胱甘肽、卡他灵（卡他林）、卡林U等。但目前对其疗效还无确切评价。

手术方式：①囊外摘除术；②超声乳化术。

二、先天性白内障

（一）定义

先天性白内障（congenital cataract）指出生后第1年内发生的晶状体部分或全部混浊，也称婴幼儿白内障。

（二）临床表现及分型

①患儿自出生或出生1年内晶状体发生部分或完全混浊。

②多双眼发病，双眼可轻重不等，少数也可单眼发病。

③可伴有眼部或全身其他系统、部位的生长、发育异常，如斜视、眼球震颤等。

裂隙灯下根据晶状体混浊形态和部位分为全白内障、膜性白内障、核性白内障、中央尘状白内障、绕核性白内障、前轴胚胎白内障、前或后极白内障、缝性白内障、珊瑚状白内障、点状白内障、盘状白内障等。

（三）诊断

（1）病史：不能固视。

（2）体检。

（3）推荐检查B超，了解眼后段有无病变。

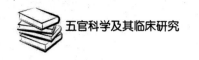

（4）可选择的检查：实验室检查，染色体核型分析和分带检查；查血糖、尿糖和酮体；查尿常规和尿氨基酸；尿的氯化铁试验；查血清钙、磷浓度；查半乳糖—1—磷酸尿苷转移酶和半乳糖激酶；做同型胱氨酸尿的定性检查；测定血氨基酸水平等。

（5）鉴别诊断

早产儿视网膜病变：发生于低体重早产儿。患儿多有大量吸氧史，双眼发病。晶状体后纤维增生，视网膜血管扩张迂曲，周边部有新生血管和水肿。

原始玻璃体增生症：足月顺产，多为单眼发病，患眼眼球小，前房浅，晶状体后有血管纤维膜。

炎性假性胶质瘤：多双眼发病，在晶状体后有白色的斑块，同时眼球变小，眼压降低，是因为在出生前或出生后患眼内炎所造成。

视网膜母细胞瘤：是儿童期最常见的眼内恶性肿瘤，当其生长到一定大小时，在瞳孔区可看到乳白色或黄白色肿瘤，其表面可见视网膜血管，超声波检查和 CT 检查有利于诊断。

外层渗出性视网膜炎（Coats 病）：视网膜有黄白色病变，轻度隆起，表面有新生血管和微血管瘤，毛细血管扩张，严重者因视网膜广泛脱离而呈现白瞳反射。

视网膜发育不良：足月顺产，小眼球，晶状体后有白色的组织团块而呈白瞳孔。常合并大脑发育不良、先天性心脏病、腭裂和多指畸形。

（四）治疗

1. 非手术治疗

双侧不完全白内障如果视力在 0.3 以上，则不必手术。对不能配合视力检查的婴幼儿如能看到眼底像，则可暂缓手术，直到能检查视力后再做决定。

2. 手术治疗

（1）手术时间：双眼完全性白内障应尽早手术，可早到出生后 1~2 周内手术，一般宜在婴儿 3~6 个月时手术。双眼不完全性白内障，视力为 0.1 或低于 0.1 者也应尽早手术。单眼完全性白内障在 1 岁后手术，即使瞳孔区透亮，其视力也难恢复到 0.2。

（2）手术方式：包括晶状体吸出术、晶状体切割术、光学虹膜切除术、YAG 激光膜切开术。

3. 无晶状体眼的屈光矫正

晶状体摘除术后为防止弱视，促进融合功能的发育，应行屈光矫正，可配戴普通眼镜或接触镜。如手术推迟到 3 岁左右施行，则可植入人工晶状体。

三、外伤性白内障

(一)定义

外伤性白内障(traumatic catara)是由于眼球穿通伤、钝挫伤、辐射性损伤、电击伤,使晶状体囊膜和皮质遭受破坏,房水进入晶状体内,引起上皮水肿及晶状体纤维蛋白变性而发生混浊。

(二)临床表现

有外伤史,如穿通伤、钝挫伤、辐射伤、电击伤,晶状体发生局限性或完全混浊。

有眼球壁穿通伤者裂隙灯下可以看到眼球壁穿通伤痕和晶状体囊膜穿通伤痕,甚至可看到晶状体内异物。细小裂口可仅发生晶状体局限性混浊,而大裂口则导致晶状体完全混浊。如晶状体皮质溢入前房,前房闪辉(+),KP(角膜后沉着物)(+),眼压升高。晚期可看到囊膜皱襞或虹膜前、后粘连或残留皮质与囊膜形成不透明的机化膜。

钝挫伤引起的晶状体混浊表现为前、后囊下皮质出现雾样混浊,呈羽毛样,混浊可持续发展致晶状体完全混浊,也可长期保持局限性混浊,少数甚至可自行吸收。

(三)诊断

1. 病史

2. 临床表现

3. 推荐检查

(1)眼 B 超:了解眼后段及晶状体后囊膜的情况。

(2)眼电生理:了解视网膜及视神经功能。

(3)X 线检查:对有穿通伤史者有必要做此检查,以了解有无眼内异物。

(四)治疗

1. 非手术治疗

晶状体受伤后,晶状体的皮质进入前房内,应积极预防并发症的发生,如感染、葡萄膜炎、继发性青光眼等。

(1)抗炎处理:对有穿通伤史者及时使用广谱抗生素,全身与局部治疗结合,同时使用破伤风抗毒素、吲哚美辛。

(2)对症治疗:继发性青光眼,降眼压治疗;晶状体皮质诱发葡萄膜炎,扩瞳、激素治疗;眼前段炎症,抗感染治疗。

(3)白内障药物治疗:对囊膜破裂已封闭,晶状体混浊局限者可用抗白内障药物

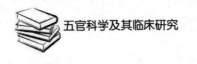

治疗观察。

2. 手术治疗

（1）手术方法：目前，外伤性白内障手术治疗方法有囊外摘除术、超声乳化摘除术、囊膜切开术。如并有眼内炎，同时行玻璃体切割术。

（2）手术时间：一般认为，外伤性白内障如无晶状体水肿膨胀、皮质脱人前房，伤后 3~6 个月手术较合适。如皮质进入前房，诱发葡萄膜炎和引起青光眼，则应及早手术。

四、并发性白内障

（一）定义

并发性白内障（complicated cataract）是指眼部疾病使晶状体周围眼内微环境异常、晶状体新陈代谢障碍引起的白内障。

（二）临床表现

患者有引起晶状体混浊的眼病病史。

眼前段疾病引起的白内障除可见到晶状体局部或完全混浊外，还可以看到原发病的病理改变（如角膜混浊、虹膜粘连、高眼压等）。眼后段疾病引起的白内障可见晶状体后极部盘状不均匀混浊，边缘不整齐且带有彩色结晶、空泡。

（三）诊断

1. 病史

2. 临床表现

3. 推荐检查

视野检查、B 型超声波检查、电生理检查等，以明确原发病。

（四）治疗

1. 药物治疗

对晶状体局限性混浊和不完全混浊者给予抗白内障药物治疗。

2. 手术治疗

眼部原发疾病稳定，晶状体混浊明显影响视力者可采取手术治疗，方法同老年性白内障。

3. 原发眼病治疗

对眼部原发性疾病进行合理治疗,以减缓白内障的发展并为白内障手术创造条件。

五、代谢性白内障

(一)定义

代谢性白内障(metabolic cataract)指由于机体内糖、氨基酸、脂及微量元素等代谢障碍引起的晶状体混浊,称代谢性白内障。最常见的是糖和氨基酸代谢障碍。

(二)临床表现及分型

1. 半乳糖代谢障碍

患儿出生不久就可以发生白内障,白内障形态不一,有板层、点状、"Y"字缝、胎儿核、油滴状混浊。最终晶状体完全混浊。同时患儿有相应的全身症状,如腹泻、肝脾肿大、生长发育迟缓等。

2. 新生儿低血糖症

晶状体多发生绕核性白内障,还可伴有眼球震颤、青光眼、视神经萎缩。全身有多汗、惊厥症状。

3. 糖尿病

初期晶状体为点状或雪花状混浊,在短期内就可以发展为晶状体完全混浊。同时眼部还可有虹膜红变、高眼压、糖尿病视网膜病变等。

4. 同型胱氨酸尿症

部分有先天性白内障,大多有晶状体脱位。患儿智力低下,四肢骨细长,血小板粘滞度高,易发生血栓。

5. Lowe 综合征

绝大多数有先天性白内障,且伴有晶状体形态异常,如球形和圆锥形晶状体。患儿呈特殊面容,可伴有眼窝内陷、骨软化、蛋白尿等,最后可发生酸中毒。

6. 糖脂代谢障碍

大约50%病人有白内障,表现为后囊下混浊,呈辐条状、点状和颗粒状,还可伴有眼睑、结膜、视网膜的血管扩张。男性患者,皮肤毛细血管扩张,手足发热,严重者后期肾功能衰竭。

7. 铜代谢障碍

体内过量铜沉积在角膜周边部后弹力层内形成环状蓝绿混浊,有些在晶状体前膜

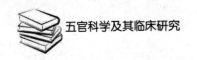

上也有铜沉着,形成葵花样晶状体混浊。发病后出现四肢震颤,肌张力增强,肝硬化等。

(三)诊断

1. 病史

2. 临床表现

3. 实验室检查

(1)半乳糖代谢障碍者应该查尿中半乳糖,测定红细胞半乳糖、磷酸尿苷转移酶活性。

(2)新生儿低血糖和糖尿病者其血糖异常。

(3)氨基酸代谢异常者尿中有蛋白和氨基酸,同型胱氨酸尿症者血中的同型胱氨酸增多。

(4)其他代谢异常(如铜代谢异常)在血、尿都有相应的异常改变。

(四)治疗

控制原发病,手术治疗。

六、中毒性白内障

(一)定义

中毒性白内障(toxiccataract)是因接触某些有害化学物质,或应用某些药物后引起的晶状体混浊。

(二)临床表现

有接触有害化学物质、长期应用某些含有金属的药物或应用某些药物史。

裂隙灯下观察晶状体有点状及条状混浊,有彩色和金属反光,有些还伴有眼压升高或伴有视网膜和视神经中毒性改变。

白内障发展迅速,多双眼发病。

(三)诊断

1. 病史

2. 临床表现

3. 推荐检查

眼电生理检查和视野:明确有无视网膜及视神经中毒性病变。

（四）治疗

针对病因,减少和停止有关药物应用及药物接触。晶状体混浊影响视力时,治疗同老年性白内障。

七、后发性白内障

（一）定义

后发性白内障（aftercataract）是指白内障囊外摘除术或晶状体外伤以后,残留的皮质及脱落在晶状体后囊上的上皮细胞增生,在瞳孔区形成的膜状混浊。

（二）临床表现

因白内障囊外摘除术后,后囊膜下晶状体上皮细胞增生并逐渐纤维化,使后囊膜混浊。

裂隙灯下看到瞳孔区被一层不透明的膜遮挡,膜上可夹杂有残留的晶状体皮质、色素。常常同时伴有瞳孔变形,虹膜萎缩和虹膜前、后粘连,或机化膜与植入的人工晶状体相粘连。

外伤者还留下原受伤痕迹。

（三）诊断

1. 病史

2. 临床表现

（四）治疗

为提高视力,可酌情选择 YAG 激光膜切开术、囊膜切开术、剪开术或刺囊术。

第二节 青光眼

青光眼（glaucoma）是指当眼压超过眼内组织特别是视神经所能承受的限度,引起视盘凹陷、视神经萎缩及视野缺损的眼病。人群中的发病率约为 $0.21\% \sim 0.6\%$,40 岁以上的患病率为 1.4%。青光眼是主要致盲眼病之一,具有一定遗传趋向。眼压是青光眼发病中一极其重要因素,但却不是惟一因素。在临床上我们也常常遇到另外两种情况:①眼压高于正常,但经多年观察没有出现青光眼性视盘改变及视功能改变,被称为高眼压症。②眼压在正常范围,但却有明显的青光眼性视盘改变及视功能改变,被

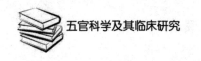

称为正常眼压性青光眼。根据房角形态、发病原因以及发病年龄,可将青光眼分为原发性、继发性、混合性和先天性四大类。

一、原发性闭角型青光眼

原发性闭角型青光眼(primary angle-closure glaucoma)是指眼压高时房角是关闭的。房角的关闭如是突然出现的,使房水排出完全受阻,引起眼压突然升高,导致眼部疼痛、视力骤降、眼充血等症状急性发作,称急性闭角型青光眼,多见于45岁以上,女性更常见,男女之比约为1:4。如房角是渐进性关闭,逐渐引起房水排出受阻,眼压缓慢升高,因而没有明显症状,常到晚期有视野缺损时才被发现,称慢性闭角型青光眼,发病年龄较急性闭角型青光眼早,男女比例约为1:1。

(一)急性闭角型青光眼(acute angle-closure glaucoma)

1.病因

具有遗传倾向的眼解剖因素:眼轴较短,角膜较小,前房浅,房角狭窄,晶状体相对较大、位置靠前,这些易导致相对性瞳孔阻滞,后房压力高。在过度疲劳、情绪波动、精神刺激、气候骤变、暗室停留时间过长、局部或全身应用抗胆碱药物等诱因下,发生完全性瞳孔阻滞、房角关闭而引发此病。

2.诊断

(1)临床表现:可分6期:

临床前期:无任何症状,常在有下列情况下诊断:①一侧青光眼急性发作的另侧眼。②有急性闭角型青光眼家族史,在作其他眼病检查时或体检时发现具有前房浅、周边房角狭窄之眼,特别是在暗室+俯卧试验、散瞳后眼压升高者。

前驱期:在劳累、精神刺激等诱因下多在晚上出现眉弓、鼻根酸胀,视蒙、虹视,甚至偏头痛、恶心等,此时检查有球结膜轻度充血,角膜雾状混浊,前房浅,房角部分关闭,瞳孔轻度散大,眼压升高在40mmHg(5.33kPa)以上,经休息后,症状消失或缓解,视力恢复如前,因而常不能引起病人足够重视。间隔一段时间后遇诱因又可再发,以后发作愈来愈密,间隔期愈来愈短,发作持续时间愈来愈长。

急性发作期:起病急骤,上述症状明显加重,视力可减至数指或手动,头痛、恶心、呕吐等全身症状甚至比眼局部症状更为突出。检查可见球结膜混合性充血,角膜水肿,角膜后有色素性KP,前房甚浅,房水可有混浊,重者有絮状渗出,瞳孔散大,呈竖椭圆形,对光反应消失。瞳孔区呈青灰色反光,虹膜肿胀,晶状体前囊可有乳白色斑点状混浊(青光眼斑)。眼底看不清,眼压常在50 mmHg(6.67kPa)以上,房角关闭。如病情缓解,眼压下降,视力可不同程度恢复,角膜后留有色素性KP,虹膜常有节段状萎缩及色素脱失,瞳孔难以恢复正常形态和大小,晶状体可见青光眼斑,房角留有不同范围的粘连关闭。

角膜后色素性KP、虹膜节段状萎缩、晶状体青光眼斑被称为三联症。凡有三联症,表示病人曾经有过青光眼急性发作史。

间歇期:发作后经药物治疗或自然缓解,房角大部分重新开放,不用药或用少量缩瞳药后眼压恢复正常,自觉症状消失。

慢性期:因房角广泛关闭,眼压持续增高,引起视功能逐渐减退,眼底C/D扩大,出现与开角型青光眼相似的视野改变及眼底改变。

绝对期:慢性期或急性发作期未经治疗或治疗无效,高眼压持续过久,导致视神经严重损害,最终失明。该期有的病人眼压虽高但无明显自觉症状,有的病人因眼压过高或出现角膜并发症而发生剧烈疼痛。

(2)诊断要点:根据发作的典型病史及有浅前房、窄房角表现即可诊断,必要时行暗室加俯卧试验。

暗室加俯卧试验,是较为有意义的诊断急性闭角型青光眼的一种激发试验。对具有前房浅、房角狭窄、疑有闭角型青光眼可能者可行暗室加俯卧试验。暗室促进瞳孔散大,引起瞳孔阻滞,房角关闭,眼压升高。俯卧使晶状体位置前移,前房更浅,更易发生和加重瞳孔阻滞。

方法:先测量眼压,再将被检者带入绝对暗室中,头取俯卧位,睁眼,不能入睡,1小时后问其有无眼胀痛感觉,如无明显症状可延长1小时,然后在暗室中弱光下再测量眼压,如眼压升高,超过试验前8mmHg(1.07kPa),观察前房角有关闭者,为试验阳性。

3.鉴别诊断

(1)与急性虹膜睫状体炎鉴别(见表4-1)。

表4-1　急性闭角型青光眼与急性虹膜睫状体炎鉴别

项目	急性闭角型青光眼	急性虹膜睫状体炎
角膜	混浊水肿、或有后弹力层皱褶,有色素性KP	透明,KP为灰白色
前房	极浅	深度正常、闪辉(+)
瞳孔	散大、椭圆形,对光反应消失	缩小、后粘连,用散瞳药瞳孔呈花瓣状
晶状体	可能有青光眼斑	可能有渗出膜
眼压	明显升高	正常、轻度升高或偏低

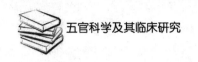

（2）与胃肠道疾病及颅脑疾病鉴别　因急性闭角型青光眼发作时常有明显恶心、呕吐及头痛等全身症状，易被误诊为急性胃肠炎或颅内压增高。如具有对青光眼的认识，检查病人眼部一般就不会误诊。

4. 治疗

（1）临床前期、前驱期用氩激光、Nd∶YAG 激光或手术行虹膜周边切除术，解除瞳孔阻滞。暂时不愿手术者应给予预防性缩瞳剂，常用 1%毛果芸香碱（匹罗卡品）滴眼 2~3 次/天，并定期随访。

（2）急性发作期：

①（用药物及时缩小瞳孔，以期房角开放。1%毛果芸香碱眼药水滴眼，每 5 分钟一次，共 3 次，然后每 30 分钟一次，共 4 次，以后根据情况决定用药频度。

②高渗剂：增高血浆渗透压，使玻璃体脱水，眼内容积减少，不但可降低眼压，而且使晶状体虹膜隔后退，前房加深，使缩瞳药奏效。常用 20%甘露醇溶液，1~1.5g/kg，静脉快速滴注或推注，或 50%甘油溶液，2~3ml/kg，口服（糖尿病患者禁用！）。

③碳酸酐酶抑制剂：减少房水生成。常用乙酰唑胺口服，首次 500mg，配以碳酸氢钠 1.0g，以后酌情减量。

④如虹膜反应明显，应加用皮质类固醇类眼药点眼。

⑤其他：对症治疗如服用镇静药、止吐剂等。

⑥通过上述治疗，如眼压降至正常，房角有 1/2 以上范围开放，可行虹膜周边切除术（激光或手术）；如眼压降至正常，但房角有 1/2 以上关闭，在虹膜反应控制后行小梁切除术。如眼压不能下降，为减少视神经受损，也应在高眼压状态下及时手术，在行小梁切除术中，应配合缓慢放出房水或抽出玻璃体积液或玻璃体等措施。

（3）慢性期：行小梁切除术。

（4）绝对期：无症状者无需治疗，有剧痛者可行睫状体冷凝、睫状体透热或睫状前动脉结扎合并睫状后动脉透热术或氯丙嗪 25mg 球后注射等。

（二）慢性闭角型青光眼（chronic angle-closure glaucoma）

由于房角粘连和眼压高是渐进性的，因而没有明显自觉症状，常到晚期有视野缺损后才发现。除房角狭窄及有虹膜周边前粘连外，其余表现同原发性开角型青光眼。早期可用虹膜周边切除或激光房角成形术加 1%毛果芸香碱眼药水点眼。如房角 1/2 以上范围关闭、用药控制眼压不良、眼底及视野有改变，应行滤过性手术。

二、原发性开角型青光眼

原发性开角型青光眼（primary open-angle glaucoma，POAG）眼压高时，房角是开

放的。房水外流受阻与小梁网或 Schlemm 管病变有关,发病的确切原因尚不完全清楚,具有遗传性。

(一)诊断

1. 症状

早期多无自觉症状,视功能在不知不觉中受到损害,直到晚期有严重障碍时才被发现。少数病人在眼压高时可有眼胀、雾视及视疲劳。

2. 眼压

眼压升高,但早期主要表现为波动幅度大,多在清晨起床前眼压高,活动后眼压在正常范围内,因此须做 24 小时眼压监测。中华眼科学会青光眼学组暂定测量时间为:上午 5 点、7 点、10 点,下午 2 点、6 点、10 点,正常人高低眼压间差异(即日差)在 5mmHg(0.667kPa)以内,而青光眼常 >8mmHg(1.07kPa)。

3. 眼底

①视盘凹陷扩大和加深,杯与盘比值(即 C/D)>0.6(以垂直 C/D 为准),两侧 C/D 相差 >0.2。②盘沿变窄(<0.2),出现切迹。③视盘边缘片状出血。④视神经纤维层缺损,通过检眼镜(眼底镜)观察或无赤光眼底照相后立体镜下观察或电子计算机眼底图像分析仪可见局限性缺损或弥漫性缺损。

4. 视野

青光眼视功能损害主要表现为视野缺损。①最早期:局限性或弥漫性光阈值增高。②早期:旁中心暗点,在 Bjerrum 区,5°~25°范围,大小约 2°~10°;鼻侧阶梯,一条等视线在中心视野或周边视野鼻侧水平子午线处上下错位 ≥10°,或数条等视线在鼻侧水平子午线处上下错位 ≥5°;颞侧周边扇形压陷或缺损。③继续发展:弓形暗点,为多个旁中心暗点扩大融合;环形暗点,为上、下方弓形暗点与生理盲点相连。④进一步发展:周边视野向心收缩;鼻侧偏盲。⑤晚期:仅存 5°~10°中心管状视野,颞侧视岛。

5. 房角

宽角或窄角,但眼压高时均开放。

6. 其他

视觉对比敏感度下降,色觉障碍,视觉电生理某些指标异常。

(二)诊断标准

如眼压升高(早期时应测日差或多次测量眼压)、视盘损害和(或)视神经纤维层缺损、视野缺损三项阳性或其中两项强阳性而房角开放,即可诊为开角型青光眼。

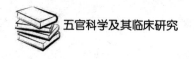

（三）鉴别诊断

1. 高眼压症

仅有眼压高，视盘及视神经纤维层正常，视野正常。

2. 正常眼压性青光眼

有青光眼性视盘损害与视野缺损，但眼压正常。

3. 慢性闭角型青光眼

房角狭窄或可见到周边虹膜前粘连，眼压高时，有房角关闭。

4. 缺血性视神经病变

眼压不高，房水流畅系数（C 值）正常。

（四）治疗

目的是尽可能地阻止青光眼的病程进展，治疗方案的制定，以青光眼患者全面检查为基础，包括准确掌握眼压的高度和波动规律，视野的定量阈值变化，视神经乳头形态的细致改变，以及视神经供血状况的异常与否，并结合全身心血管系统、呼吸系统等有否疾病来综合考虑选择。

药物降眼压治疗选择条件为：局部滴用 1~2 种药物即可使眼压控制在安全水平，视野和眼底改变不再进展，患者能配合治疗，无并发症并能定期复查者。眼局部应用的降眼压药作用机制有三方面：增加小梁网途径的房水引流；减少睫状体的房水产生；增加葡萄膜巩膜途径的房水引流。

①最初治疗通常为局部用药，β－肾上腺素受体阻断药是一线药物，每日 2 次，疗效好，不良反应少。如噻吗洛尔眼药水（timolol）、卡替洛尔眼药水（carteolo1）、倍他洛尔眼药水（betaxolol）。②如果 β－受体阻滞剂对病人是禁用的或者用后降压无效，左旋肾上腺素或毛果芸香碱可选用。或选择前列腺素衍生物眼药水如适利达（xalatan，0.005%，每傍晚一次，每次 1 滴）、瑞灵（Rescula，0.12%，每天 2 次）通过增加房水从葡萄膜巩膜途径排出而降低眼压。③如果单一药物降压不充分，可选择多种作用机制不同的局部药物联合使用。④如果降压仍不充分或不能耐受，可加用碳酸酐酶抑制药，常用乙酰唑胺（acetazolamide），0.125~0.25g，口服，每日 2~3 次。为减少不良反应，可同时配合服用碳酸氢钠。⑤在治疗过程中应继续监测眼压、视野和视盘，如眼压不稳定、视功能损害在继续进展或可能发生进展，则应行激光小梁成形术或滤过手术（小梁切除术是最常用的术式也可选择非穿透性小梁手术）。

（五）疗效标准及预后

主要是指青光眼术后的疗效标准。

痊愈:眼压控制,视功能未减退或稍有减退(因术后散瞳关系)。

好转:眼压在加用药物后可控制。

无效:眼压即使在加用药物后也不能控制。

预后:如眼压控制到最佳水平,视功能不再继续丧失,青光眼杯无继续扩大,预后良好;但有些青光眼患者发病原因复杂,尽管眼压控制良好,但视功能仍有继续恶化,则预后不良,应加强改善视神经功能方面的治疗。晚期小视野或近绝对期青光眼如保守用药无效,应积极采用手术降压,因有很少数术后视力会突然丧失,必须谨慎。青光眼术后常遇到白内障问题,有的是原已有白内障,因手术刺激使其加速发展;有的是因手术使局部环境变化,导致白内障形成和发展;或手术直接损伤晶状体所致。只要眼压控制良好,白内障可以择期手术,恢复视力。

(六)随诊

青光眼病人应定期复诊,以监测眼压、视野和视盘。①如用药后或手术后眼压稳定在安全水平,每年应进行2~4次追踪,视野每年复查一次,眼底除检眼镜观察外,每1~2年做一次眼底视盘照相,以资比较。②如眼压不稳定,需要使用多种药物才能控制眼压者必须经常复查眼压、眼底,3~6个月复查一次视野,以确定进一步的治疗。③手术后病人,一个月内应每周复查一次,密切观察滤枕、眼压、前房恢复及虹膜反应,以便及时处理。如眼压偏高,在术后一个月内做按摩是很有帮助的。

三、高眼压症

(1)眼压升高≥22mmHg(2.93kPa),开角,正常视盘,正常视野,未患其他眼病。

(2)文献报道,长期的研究证明从高眼压转变为原发性开角型青光眼的每年不到1%(根据视野缺损或杯扩大)。因而,如果对100位不进行青光眼治疗的高眼压病人追踪10年,仅有7~9个不能耐受高眼压而发生早期视野损害或视杯扩大。

(3)高眼压者如伴有其他危险因素时,应进行药物治疗。危险因素包括:眼压反复高于30mmHg(4.0kPa),有青光眼家族史,独眼,有糖尿病,高度近视,有视盘出血,曾有视网膜血管阻塞者,有全身血管病。

(4)有些高眼压病人宁可接受治疗而不愿接受不治疗的追踪。而且也有些病人不愿意或不可能在不治疗的情况下定期复诊。

(5)治疗可用β-受体阻断剂,开始可在一只眼上试验,以便观察两只眼间眼压的差异。

(6)定期检查眼压和眼底,如果眼压<25mmHg(3.33kPa),视野每年检查一次,>

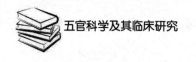

25mmHg(3.33kPa)的每年检查两次。

(7)眼压测量需注意中央角膜厚度变异造成的测量误差。

四、正常眼压性青光眼

眼压正常<21mmHg(2.80kPa),有青光眼性的视野缺损;青光眼杯,开角,未患其他眼病。

可能有血流动力学危象、心脑血管病、偏头痛等,视盘出血较常见。

注意如下鉴别诊断:

(1)末期(熄灭型)开角型青光眼,伴有低房水生成率。

(2)青光眼损害是由于从前短暂的眼压升高或短暂的血管性休克造成。

(3)视神经缺损(如疣或视盘小凹),可有视神经纤维束性的视野缺损。

(4)前部缺血性视神经病,有起病急、视力突然下降之病史,视盘苍白大于视盘陷凹。除非再次发作,一般视盘苍白及视盘陷凹不继续进展。

正常眼压性青光眼治疗主要是降低眼压和改善循环,保护视神经。通常认为以降低原先眼压水平的 1/3 为好,药物宜选择不影响血管收缩的降眼压药如碳酸酐酶抑制剂、前列腺素类衍生物和有扩张血管作用的降眼压药;药物难以控制眼压或病情仍在进展,才考虑手术治疗。

五、继发性青光眼

继发性青光眼(secondary glaucoma)由其他眼病引起,病因比较明确,多为单眼发病。由于原发眼病不同,故临床表现不一。常见的有:

(一)青光眼睫状体炎综合征

1. 临床表现

多发于青壮年男性,常为单眼反复发作,与房水中前列腺素的含量显著增加有关,但病因尚不明了。

发作时有急性闭角型青光眼之症状,但前房不浅,房角开放。睫状充血轻微,角膜上皮水肿,角膜后有半透明较粗大的沉着物,数目可数,也有的沉着物细小如白色尘灰状,房水无明显混浊,瞳孔轻度散大,对光反应存在,眼压中等度升高。

每次发作持续数天,时间不长,故对视功能、眼底及视野无明显影响。但有的可合并存在原发性青光眼,应于发作间隙期进行有关原发性青光眼诊断之检查。

2. 治疗

局部滴用皮质类固醇眼药水以控制炎症,应用 β 受体阻断剂和口服乙酰唑胺降低眼压,口服吲哚美辛(消炎痛)抑制前列腺素的生物合成,拮抗前列腺素的生物效应。

(二)皮质类固醇性青光眼

长期滴用或全身应用皮质类固醇在易感的病人中可以导致继发性开角型青光眼。

治疗的关键是停用皮质类固醇。如必需使用则选用低浓度和较少可能升高眼压的皮质类固醇(如氟甲松龙、甲羟孕酮等),并加强随访,告之病人可能的并发症。

皮质类固醇在停用数周或数月后多数眼压可回复到原来的基础。在此期间可用抗青光眼药物控制眼压。如无效,需行滤过手术。

(三)色素性青光眼(pigmentary glaucoma)

1. 临床表现

见于青年男性,近视眼,为双眼病,我国少见。

虹膜中周部色素脱失,呈放射状,是由周边部虹膜与晶状体前组小韧带经常摩擦所致,在瞳孔散大或体育锻炼之后色素可游离进入前房,沉积在眼前段——角膜的内皮表面(呈垂直的梭形,称 Krukenbarg 梭,也可呈弥散型)、虹膜表面、小梁网、晶状体赤道部和小带,如果眼压<21mmHg,称色素播散综合征,如眼压>21mmHg,则称色素性青光眼。

色素播散综合征中约 1/3 发生青光眼。眼压升高不仅是由于色素积累在小梁网上减少了房水排出所致,而且与小梁内皮细胞吞噬功能异常等有关。

2. 治疗

色素性青光眼的处理同原发性开角型青光眼或高眼压症。

(四)剥脱综合征(exfoliation syndrome)

1. 临床表现

特征是在眼前段可见灰白色薄片状剥脱物,其化学性质与淀粉样物相近,是一种异常的上皮性基质膜,来源于晶状体、睫状体、虹膜色素上皮和小梁上皮。表皮剥脱物沉着在这些结构上,在小梁网的沉积导致房水排出减少、眼压升高而引起青光眼,亦称假表皮剥脱青光眼。

单侧或双侧患病,随年龄而增加,特别是在 50 岁以后,多见于白人,中国人罕见。

在眼前段也可有色素释放增加,房角镜下在 Schwalbe 线前面可见一色素线,称 Sampaolesis 线。而瞳孔缘色素皱褶缺失,虹膜下方有色素脱失斑块。

2. 治疗

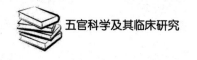
处理同原发性开角型青光眼和高眼压症。

（五）虹膜角膜内皮综合征

1.临床表现

（1）表现为角膜内皮异常、进行性虹膜基质萎缩、广泛的周边虹膜前粘连、房角关闭及继发性青光眼的一组疾病。单眼发病，多见于中年女性。

（2）根据虹膜改变，临床上分三型：

进行性原发性虹膜萎缩：瞳孔移位和虹膜萎缩导致远离瞳孔移位象限区孔洞形成。

Chandler 综合征：虹膜萎缩较轻且不形成孔洞，主要表现是角膜异常，当眼压轻度升高甚至正常时，即可引起角膜实质和上皮的水肿，甚至发生大泡性角膜炎。

Cogan-Reese（虹膜痣）综合征：临床表现与 Chandler 综合征相似，但虹膜表面有多发性色素性小结节。组织学检查虹膜改变具有痣的特征。

2.治疗

角膜水肿可局部用高渗药或绷带性软接触镜治疗。青光眼初期局部用 β 受体阻断剂和全身碳酸酐酶抑制药等减少房水形成的药物，较增加房水排出的药物更有效。大多数此类型青光眼需手术治疗以控制眼压，但成功率比原发性开角型青光眼低。

（六）晶状体源性青光眼（lens induced glaucoma）

1.与晶状体有关的继发性开角型青光眼

由下列情况引起：

①晶状体溶解性（晶状体蛋白）青光眼。

②白内障囊外摘除术后残留晶状体蛋白。

③晶状体蛋白过敏。

用药物控制眼压后立即做白内障摘除术或残留皮质取出术。

2.与晶状体有关的继发性闭角型青光眼

由以下情况引起：

①晶状体膨胀。

②晶状体脱位于前房或玻璃体，见于外伤、马凡综合征、高胱氨酸尿症等。

③小球形晶状体（Weill - Marchesani 综合征）。

④用药物控制眼压后摘除晶状体。如房角广泛关闭，则应行白内障和青光眼联合手术。

（七）无晶状体性青光眼（aphakic glaucoma）

白内障术后早期眼压升高与前房角扭曲变形、炎症、色素播散、玻璃体脱入前房、前房出血、瞳孔阻滞等有关，多于一周内恢复正常，一般不超过 4.0kPa（30mmHg），可不处理。如有症状，可用 β 受体阻断剂和碳酸酐酶抑制药降眼压，用皮质类固醇控制炎症，用吲哚美辛、阿司匹林抑制前列腺素的合成以减轻术后眼压升高反应。瞳孔阻滞者可点用散瞳剂，做虹膜切除术、虹膜与玻璃体粘连分离术和经睫状体平坦部行玻璃体切割术等。

无晶状体性慢性青光眼与虹膜周边前粘连和（或）小梁损伤有关，除可用 β 受体阻断剂、碳酸酐酶抑制药外，用缩瞳药有效。如眼压在用药后仍不能控制，应考虑手术治疗，如小梁切除术，灼漏术或房水引流物植入术等。

（八）钝挫伤致青光眼（contusion induced glaucoma）

眼钝挫伤后短期内发生急性眼压升高的原因：

(1)前房积血：引起眼压升高的直接原因是红细胞等血液成分机械性阻塞小梁网。大量出血者血凝块可引起瞳孔阻滞，造成眼压升高。其处理主要是通过限制活动以减少再出血，药物治疗促进积血吸收及降眼压治疗。一般都能较快控制眼压，前房积血也完全吸收。如眼压过高用药不能控制，且有角膜血染趋势，应行前房穿刺排出积血。如果眼压仍不能被控制，则应施行滤过性手术。

(2)小梁网损伤后炎性水肿，使房水排出受阻。可滴用皮质类固醇、β 受体阻断剂，口服乙酰唑胺等。

(3)玻璃体积血可发生溶血性青光眼或血影细胞性青光眼。这是因为巨噬细胞吞噬了血液碎屑、变性的血红蛋白、退变的红细胞（血影细胞）等后体积变大阻塞了小梁网，使房水排出受阻，眼压升高。可用药物降压，必要时冲洗前房。

(4)血铁性青光眼：玻璃体积血，红细胞溶解，血红蛋白从红细胞中逸出，被小梁内皮细胞吞噬，而血红蛋白中所含的铁质沉着于小梁，使小梁变性，最后形成小梁铁染；或眼内铁质异物存留过久也发生小梁硬化、铁质沉着症，引起房水排出受阻，眼压升高。处理同原发性开角型青光眼。

眼钝挫伤数月或数年后可能发生房角后退性青光眼，临床表现同原发性开角型青光眼，既往有眼钝挫伤史，检查房角异常增宽（后退）。其产生原因是伤后小梁组织增生或退行性变致小梁间隙及 Schlemm 管闭塞，或睫状肌环形纤维与纵行纤维分离后萎缩消失，或有纤维组织增生膜覆盖小梁网，最终导致房水排出受阻。治疗同原发性开

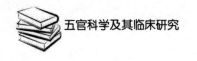

角型青光眼。

(九)新生血管性青光眼(neovascular glaucoma)

1. 临床表现

虹膜红变和纤维血管膜跨前房角生长引起。初起房角是开放的,但小梁处有异常的血管和纤维组织覆盖,继而像拉链似的引起周边前粘连,房角关闭。

新生血管最初出现在瞳孔缘,然后发展到虹膜面并导致色素缘外翻,最后血管长入房角及小梁上。

虹膜红变继发于某些全身性疾病和眼病,是由于视网膜缺氧、血管形成因子引起。较常见的有:

①血管疾病:中央或分支动静脉阻塞,颈动脉阻塞,巨细胞动脉炎。

②眼病:糖尿病视网膜病变,长期视网膜脱离(如 Coats 病),慢性葡萄膜炎和交感性眼炎。

③眼内肿瘤:如视网膜母细胞瘤、脉络膜恶性肿瘤和转移癌肿。

④手术后引起:如白内障囊外摘除术、玻璃体切除术、视网膜脱离术。

眼压升高时伴有眼部充血和剧烈疼痛,是一难治性青光眼。

2. 治疗

直接治疗和预防虹膜红变。青光眼治疗根据视功能而定。

(1)全视网膜光凝:能消除缺血性病灶和减轻虹膜改变,在房角粘连关闭之前行全视网膜光凝可预防严重的继发性闭角型青光眼的发生。因此,在处理引起虹膜红变的最常见的两种原因(即糖尿病性视网膜病变和视网膜静脉阻塞)时应抓住时机行全视网膜光凝。

(2)药物治疗:局部点用激素和阿托品以治疗因血—房水屏障被破坏引起渗漏造成的眼内炎症,同时阿托品能增加经脉络膜巩膜的流出,当房角整个封闭后,这是房水惟一的出路。应用 β 受体阻断剂和碳酸酐酶抑制药,甘露醇高渗剂降低眼压,避免使用缩瞳药,除非有足够的房角开放。

(3)手术治疗:有视力眼应采用滤过手术,如小梁切除术或房水引流物植入术;无视力眼可用睫状体破坏手术,如睫状体冷冻、睫状体透热术。

（十）葡萄膜炎性青光眼(uveitic glaucoma)

1.分型

除前述青光眼睫状体炎综合征外,各种葡萄膜炎可继发开角型或闭角型青光眼,其机制如下:

（1）开角型是由于细胞碎片或蛋白质阻塞小梁网或者炎症直接影响排水道(小梁)所致。

（2）闭角型是由于后粘连、瞳孔阻滞或者周边前粘连所致。

2.治疗

开角型:治疗要在炎症和眼压高之间进行平衡。在局部和全身联合应用皮质类固醇、睫状肌麻痹药治疗葡萄膜炎。必要时加用全身免疫抑制药。局部点用β受体阻断剂、肾上腺素药物和全身使用碳酸酐酶抑制药、甘露醇高渗剂来治疗青光眼。应避免使用缩瞳药。氩激光小梁成形术无效,滤过手术在治疗葡萄膜炎性青光眼时成功率也较低。

闭角型:瞳孔阻滞可行激光虹膜切开术或手术虹膜切除术,然后再按上述原则用药物治疗葡萄膜炎和青光眼。有广泛周边前粘连时,需行滤过手术。

（十一）睫状环阻塞性青光眼(ciliary block glaucoma)

睫状环阻塞性青光眼又称恶性青光眼,是一种继发性闭角型青光眼。

多见于抗青光眼滤过性手术后,发病为晶状体与水肿的睫状环相贴,后房的房水不能进入前房而向后逆流并积聚在玻璃体内,使晶状体虹膜隔被推向前方,前房变浅,虹膜与小梁相贴而房角关闭,眼压升高。晶状体前移也可产生瞳孔阻滞、虹膜膨隆,促使房角关闭。有些病例可在点用缩瞳药后发生,与其睫状环小或晶状体过大,两者间隙狭窄有关。无晶状体眼可发生玻璃体睫状环阻塞。

1.诊断

（1）青光眼术后前房不形成,眼压高,用缩瞳药病情加重,用睫状肌麻痹药病情缓解。其机制是睫状肌麻痹药使睫状环变大,晶状体悬韧带拉紧,晶状体变薄,位置后移,解除了睫状环阻塞,恢复了房水正常通路,前房加深,房角开放,眼压下降。

（2）如角膜小、前房浅,用缩瞳药后前房变得更浅,眼压升高,应该属此病。如行手术要更为谨慎。

2.治疗

（1）先以药物治疗,尽快滴用1%阿托品眼药水,每日数次,待瞳孔散大、前房恢复

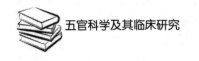

后可减少至维持量,每日或隔日一次;局部应用皮质类固醇,以控制炎症减轻睫状体水肿;静脉快速滴注甘露醇溶液,使玻璃体脱水,晶状体虹膜隔后移,加深前房;口服碳酸酐酶抑制药,减少房水生成,降低眼压。部分病人药物治疗后病情缓解,可逐步终止。如用药无效,则行手术治疗。

(2)手术治疗,采取的术式有:①睫状体扁平部切开,玻璃体内和玻璃体后液体抽吸术合并前房注入空气术。②如上述手术失败,可行晶状体摘除术和前段玻璃体切除术。③无晶状体眼者可用 YAG 激光行前玻璃体膜切开术。

(3)对侧眼尽早行预防性虹膜周边切除术。

六、混合性青光眼

混合性青光眼(mixed glaucoma)是指在同一眼上同时存在两种或两种以上不同类型青光眼。这类青光眼种类繁多,常见的有:

原发性开角型青光眼与原发性闭角型青光眼合并存在:随年龄增长,晶状体变厚,晶状体虹膜隔前移,房角进一步变窄。当有瞳孔阻滞时引起闭角型青光眼发作。此类病人应尽早行虹膜周边切除术。

原发性闭角型青光眼并发小梁损害:由于反复发作,小梁网会受损害,引起房水流畅系数下降。此时眼压升高程度与房角关闭程度不相称,出现原发性开角型青光眼之变化。

原发性开角型青光眼合并继发性房角闭塞:如在原发性开角型青光眼病人眼上易发生中央静脉阻塞,而中央静脉阻塞后又形成新生血管性青光眼。

原发性开角型青光眼并发睫状体炎青光眼综合征。

原发性青光眼在白内障或滤过手术后,前房延缓形成或术后炎症损伤小梁或形成周边前粘连,形成合并术后的继发性开角型或闭角型青光眼。

七、先天性青光眼

先天性青光眼(congenital glaucoma)是指胎儿发育过程中前房角发育异常引起的一类青光眼。3 岁以前发病的称婴幼儿型青光眼,3 岁以后、30 岁以前发病的称青少年型青光眼。约 65%为男性,75%为双眼性。

(一)婴幼儿型青光眼(infantile glaucoma)

1. 病因

房角结构发育不全:虹膜根部的附着点前移附着于小梁上以及周边虹膜遮盖部分小梁;Schlemm 管和小梁闭塞或缺如;中胚叶组织覆盖房角等。

2. 诊断

(1)症状:畏光、流泪、眼睑痉挛,是由于角膜水肿、感觉神经末稍受刺激所致或因眼球扩大下睑睫毛刺激角膜引起。

(2)角膜改变:角膜增大,横径超过 12mm。上皮水肿呈毛玻璃样混浊;后弹力层破裂(Haab 纹),发生在水平方向或在周边角膜,与角膜巩膜缘呈同心圆形。

(3)眼球增大,前房加深 因婴儿眼球壁软弱易受压力的作用而扩张,眼球扩大导致轴性近视。

(4)压升高:眼压测量通常在全麻下进行,所有的麻醉剂均可影响眼压,但程度不一。常用水合氯醛口服或氯氨酮肌肉注射麻醉后测量眼压。

(5)房角为开角,可见到前述房角发育异常之变化。

(6)视乳头萎缩可见青光眼凹陷。

3. 鉴别诊断

(1)先天性大角膜:角膜直径可以达 14～16mm,为性连锁隐性遗传病,常有虹膜震颤,但没有后弹力膜破裂、眼压升高及视盘青光眼凹陷等症状。

(2)非青光眼性角膜混浊:如产伤、眼内炎症、先天性角膜营养不良和先天性代谢异常。

(3)过度流泪:常见于泪道阻塞。

4. 治疗

一经确诊应及早手术。早期可行房角切开术或小梁切开术,晚期行小梁切除术。

5. 随诊

定期在全麻下复查眼压、眼底并测量角膜直径及眼球轴长(A 超检查)。只有在眼压正常,眼底视盘凹陷未再扩大,角膜直径稳定不变及轴长稳定或减少,才表示治疗达到要求。否则,可以重复小梁切开术,局部加用 β 受体阻断药或改行滤过术。

(二)青少年型青光眼(juvenile glaucoma)

青少年型青光眼也称发育性青光眼,指 3 岁以后、30 岁以前发病的先天性青光眼。幼儿 3 岁以后眼球壁组织弹性减弱,眼压增高一般不引起畏光、流泪、角膜增大等症状和体征。除眼压的波动较大外,其临床表现、诊断和处理同原发性开角型青光眼。

(三)合并其他眼部或全身发育异常的先天性青光眼(glaucoma associated with developmental disorder)

有些眼病和全身病可伴有先天性青光眼,多以综合征的形式表现出来。常见的有:

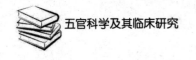

（1）无虹膜性青光眼。

（2）Sturge – Weber 综合征：为伴有颜面部血管痣、脉络膜血管瘤的青光眼。

（3）多发性神经纤维瘤病，又称 von Recklinghausen 病，上睑有神经纤维瘤的常伴有青光眼。

（4）视网膜血管瘤病，又称 von Hippel 病。

（5）眼皮肤黑色素细胞增多（太田痣）。

（6）Marfan 综合征和 Marchesani 综合征：伴有骨骼、心脏以及晶状体形态或位置异常的青光眼。

（7）Axenfeld–Rieger 综合征：前房角发育不全。

（8）Peters 异常：先用药物治疗，无效再做滤过手术。

第二篇 耳鼻喉科学与疾病

第五章 耳鼻喉结构与诊疗方法

第一节 鼻的结构及生理

鼻由外鼻,鼻腔和鼻窦三部分构成,鼻腔的三维结构是维持正常鼻生理功能的基础。

一、外鼻

位于面部中央,呈三棱锥体形,由骨和软骨构成。外覆皮肤及软组织,上窄下宽,问及此事棱上端位于两眶之间,连于额部处称鼻根,下端向前突起称鼻尖。二者之间为鼻梁。

鼻梁两侧为鼻背,鼻尖两侧的半圆形膨隆部分为鼻翼。三棱锥体的底部为鼻底,鼻底中间为鼻小柱,(由鼻中隔前下缘及鼻翼软骨内侧脚构成的鼻小柱将鼻底分成左右前鼻孔。鼻翼与面颊交界处有鼻唇沟。正常左右对称。(深度对称)若一侧面瘫,则该侧鼻唇沟变浅。

(一)骨支架

鼻骨:左右各一对,上缘窄而厚,下缘宽而薄,易受伤或骨折。

上颌骨额突:与鼻骨相接成为梨状孔的边缘(与鼻骨外侧缘相连)

额骨:与鼻骨相接,使鼻骨能支撑外鼻。鼻骨下缘,上颌骨额突内缘及上颌骨腭突

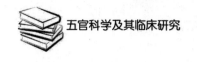

的游离缘共同围成梨状孔。

（二）软骨支架

实际是隔背软骨（又名侧鼻软骨）鼻外侧软骨（左右各一，又称鼻背板），呈三角形，位于鼻梁与鼻背的侧面。（与鼻骨，上颌骨，额突共同组成鼻背）两仙鼻软骨的内侧缘在鼻中线会合，中间为鼻隔板，即鼻中隔软骨，并连接鼻中隔软骨的前上缘。

大翼软骨（左右成对）又叫下侧鼻软骨。呈方蹄形，有两脚，外侧脚构成鼻翼的支架，两内侧脚夹鼻中隔软骨的前下缘，构成鼻小柱的重要支架。

鼻副软骨：包括小翼软骨及籽状软骨，充填于大翼软骨与隔背软骨的鼻背板之间，数目形状不定。

解剖标志：鼻尖，根，鼻背，鼻翼，鼻梁。

（三）外鼻皮肤

鼻根部及鼻背处皮肤薄而松驰，易于移动，鼻尖及鼻翼处皮肤较厚，与深部组织粘着较紧，富有大量皮脂腺及汗腺，从鼻缘向内翻折移入到鼻前庭皮肤，为痤疮，酒渣鼻及鼻疖的好发部位，感染时皮肤红肿，神经末梢负压，疼痛较重。

（四）外鼻的血管、神经、淋巴

外鼻的静脉主要经面静脉及内眦静脉流入颈内静脉，颈外静脉，由于内眦静脉经眼上，下与颅内海绵窦相通，所以最后汇入颅内海绵窦。

因面静脉无瓣膜，血液可上下流通，当危险三角区患疖肿时，若挤压和治疗不当，可引起海绵窦血栓性静脉炎。

1. 神经

感觉神经，三叉神经的第一、二分支。

眼神经分出的筛前神经外鼻支，分布于鼻尖，眼神经的鼻睫神经分出的滑车下神经，分部在鼻根部，上颌神经的眶下神经出眶下孔后，司外鼻的外侧部及鼻前庭感觉。

2. 淋巴

外鼻淋巴主要汇入下颌下淋巴及腮腺淋巴结。

二、鼻腔

是呼吸道的入口，为一前后开放的狭长腔隙。顶窄底宽。前起于前鼻孔，后止于鼻后孔。鼻腔被中隔分为左右两侧，每侧鼻腔分为鼻前庭及固有鼻腔两部分。

（一）鼻前庭

相当于鼻翼内面的空间，位于鼻腔最前段，止于鼻内孔，内侧为鼻小柱，外侧为鼻翼,表面被覆皮肤,有鼻毛,毛束,皮脂腺和汗腺,易受感染发生鼻疖。

鼻阈(limennasi):相当于大翼软骨外侧脚的上缘,有一个弧形隆起

鼻阈与相对应的中隔及鼻腔底部是皱襞样隆起共同围成鼻内孔。

鼻前庭隐窝:位于大翼软骨内侧脚与外侧脚交角处或鼻尖内角处,向前外方膨出的隐窝,是疖肿,痤疮,皲裂的好发部位。

鼻瓣区:即鼻前庭的最后处,是鼻腔气道最狭窄的部分,亦是鼻阻力最大的部位。一般认为该区的界限是:上外侧及上侧鼻软骨下缘,内侧至鼻中隔,下方为梨状孔的底部,以及下甲的前端。

(二)固有鼻腔

前起于鼻内孔,后止于后鼻孔,有四个壁(上、下,内、外侧壁)。

1. 顶壁

呈穹窿形,较狭小,①前部公约 1mm,②后部较宽,约 5mm,分为三段,前段倾斜上升,为额骨鼻部及鼻骨的背侧面,中段是分隔颅前窝与鼻腔的筛骨水平板(属颅前窝底的一部分)板上有多数细孔即筛孔(又称筛板)从鼻腔嗅区粘膜有嗅丝穿过筛孔到达颅内。筛板薄而脆,外伤时容易发生骨折。为鼻部的危险区。③后段倾斜向下。(即蝶窦前壁构成)

2. 底壁

即硬腭与口腔相隔,前 3/4 为上颌骨腭突,后 1/4 为腭骨水平部构成。

距鼻底前缘约 1 厘米近中隔区,左右各有一切牙管,称鼻腭管的开口。腭大动脉(终支),静脉及腭前神经由此通过。

3. 内侧壁(即鼻中隔)

(1)犁骨软骨:位于中隔软骨下缘的两侧,前鼻脊的后方左右各一薄的软骨片。

(2)中隔软骨:位于中隔前端。

此外,中隔周围的颅骨:额棘,鼻骨嵴,蝶脊,蝶嘴及参与构成完整的鼻中隔。

中隔最前下部的粘膜内血管汇聚的动脉丛称利特尔区(即利氏动脉区或称克氏静脉丛)。粘膜薄又称易出血区。半数以上的鼻出血源于该区,是鼻出血的好发部位。

(3)鼻孔:呈椭圆形,左右各一,为鼻腔与鼻咽部之通道,较前鼻孔大。上缘为蝶骨体及犁骨翼,下缘为腭骨水平部后缘。外缘为蝶骨翼突,内侧板内缘为犁骨后缘

4. 外侧壁

是鼻解剖结构中最复杂的区域,也是最具生理和病理意义的部位,也是鼻窦好发

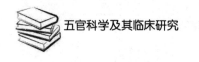

病的部位。结构高低不平,鼻腔外侧壁重要结构有 3 个鼻甲,3 个鼻道,6 个开口,钩突,筛泡,半月裂,筛漏斗。

由前向后有上颌骨,泪骨,下鼻甲骨,筛骨迷路的内壁,腭骨垂直板及蝶骨翼突构成。

鼻腔的 3 个鼻甲是梯形排列,略呈贝壳形的长条骨片,外覆粘膜,3 个鼻甲从下向上递次缩小 1/3,前端位置递次后退 1/3,游离缘皆向下方悬垂。

(三)鼻腔粘膜

1. 嗅区粘膜

在成人约占鼻腔的 1/3,主要分布在上鼻甲内侧面及相对就的鼻中隔。小部分分布在中甲内侧面及相对应的中隔。嗅区粘膜为假复层无纤毛柱状上皮,是由嗅细胞,支持细胞及底细胞构成特异性感觉上皮即嗅器。在固有层内有泡状和小管状的浆液腺体,即所谓嗅腺或搏曼(Bowman),开口在嗅膜表面,其分泌物(分泌出来的液体)能溶解到达嗅区的含气微粒,刺激嗅毛(嗅细胞为双极细胞,其顶部树突是棒状突向细胞表面。末端膨大呈球形(嗅泡每个嗅泡表面有 10~30 根纤毛,感觉嗅觉)产生嗅觉。如嗅裂阻塞,嗅区粘膜萎缩。颅前窝骨折或疾病累及嗅觉经路均可引起嗅觉减退或丧失。

2. 呼吸区粘膜

占鼻腔的大部分,表面光滑。中甲和下甲前端及中隔下部前 1/3 左右为假复层柱状上皮,其他部分均为假复层柱状纤毛上皮。上皮细胞表面有从纤毛细胞生长出来的纤毛。每个柱状纤毛细胞表面约有 200~300 根纤毛,突出于细胞表面,长约 4~6nm,直径 0.3nm。粗细一致,排列整齐,纤毛充当其内的 ATP 酶系的能量作用,来回运动,称摆动,向前摆动时,纤毛完全分开,尖端可达粘膜层表面,回摆时力量较小,速度更慢,且纤毛卷缩变短。纤毛运动每分钟约 1000 次,无纤毛柱状细胞表面有微绒毛。呼吸区粘膜所有柱状上皮,无论有无纤毛,它的表面都有微绒毛,微绒毛是典型的"9+2"结构,即纤毛外围有 9 组成对的二联微管和中央的 2 条中心微管。它增加了上皮细胞表面面积,可保持鼻腔的湿度。

粘膜中含有丰富的粘液腺和浆液腺,混合腺体及杯状细胞,能产生大量分泌物,形成粘液毯,象一层薄而粘稠的地毯覆于粘膜表面。

鼻粘膜血管的特征:①内皮基膜不连续,②小动脉壁缺乏内弹力膜层,③毛细血管与小静脉之间形成海绵状血窦。这些特点对化学物质(如组织氨等)作用非常敏感,能迅速舒缩。

鼻腔正常粘液的 PH 值约 7 或偏酸性。粘液中含粘液 2.5%~3%，水份 95%，还含有溶菌酶和 SIgA。

纤毛运动的方向自前向后朝向鼻咽部，仅前下方小部分纤毛向前运动。粘膜的上皮下层厚薄不均匀，外侧壁最薄，约 1mm，下甲和下甲的游离缘及前后端，鼻窦的开口周围，中隔的中下段和后缘两侧粘膜厚约 5mm。

（四）鼻腔血管

1. 动脉

主要来源于颈内动脉的眼动脉及颈外动脉的上颌动脉的分支。

（1）眼动脉在眶内分出筛前，筛后动脉：

①筛前动脉通过筛孔入鼻腔，供应筛窦的前部，中部和额窦。鼻腔外侧壁后上部及中隔的前上部。

②筛后动脉通过筛孔进入鼻腔，供应后组筛窦，鼻腔侧壁后上部及中隔的后上部。筛前，后动脉是内窥镜筛窦和额筛区域手术识别筛顶和额窦开口部位的解剖标志。术中注意勿损伤和识别。此外，筛前动脉明显粗于筛后动脉。一旦损伤，出血较剧。断端缩聚、回眶内可致眶内血肿等并发症。另眶内结扎筛动脉是治疗因筛前动脉出血所致严重鼻衄的有效方法。

（2）颌内动脉（上颌动脉分支）：在翼腭窝处分出蝶腭动脉，眶下动脉及腭大动脉

2. 静脉：大致与动脉伴行

鼻腔后部及下部的静脉最后汇入颈内及颈外静脉。上部静脉可经眼静脉汇入海绵窦，亦可经筛静脉通入颅内的小静脉和硬脑膜窦（如上矢状窦）

鼻中隔前下部的静脉亦构成丛，称克氏静脉丛，是鼻衄的好发部位。

在下鼻道外侧壁后部近鼻咽部处有表浅扩张的鼻后侧静脉丛，称为吴氏鼻-鼻咽静脉丛，是老年人易鼻衄的部位。

（五）鼻腔的淋巴

前 1/3 淋巴：耳前，腮腺，颌下淋巴结后 2/3 淋巴：咽后淋巴结，颈深淋巴结上群。鼻部恶性肿瘤的转移与这些淋巴结有密切关系。

（六）鼻腔的神经

分为嗅神经，感觉神经和植物神经。

1. 嗅神经

主要分布于嗅区粘膜，嗅细胞中枢，汇集在多数嗅丝。每侧约 20 余支。嗅丝通过

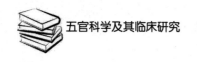

筛板进嗅球。嗅神经的鞘膜为硬脑膜的延续结构。嗅神经周围的空隙与蛛网膜下腔直接相通,故感染可导致嗅觉减退或丧失,而且也可经嗅神经进入颅内引起鼻源性颅内并发症。

2. 感觉神经

主要来自三叉神经的第一、二分支。

(1)眼神经(三驻神经第一支),分出筛前,筛后神经进入鼻腔分布于中隔和鼻腔外侧壁上部的一小部分和前部。

(2)上颌神经(三叉神经第二支):穿过或绕过蝶腭神经节后分出蝶腭神经,通过蝶腭孔入鼻腔后分为鼻后上外侧支。穿后上内侧支,主要分布于鼻腔外侧壁后部,鼻腔顶和中隔。蝶腭神经又分出鼻腭神经→分出腭前神经(腭大神经)入翼腭窝内分出鼻后下神经进入鼻腔分布于中道,下甲和下道。

上颌神经分出上牙槽后神经→分布于上颌窦

眶下神经:分布于鼻前庭,上颌窦,鼻腔底及下道前段。

3. 植物神经

主要功能为调节鼻粘膜的血管舒缩和腺体的分泌。

(1)交感神经:来自颈内动脉交感神经丛组成的岩深神经。

(2)副交感神经来自面神经分出的岩浅大神经。

两者在翼管内组成翼管神经,经蝶腭神经节后入鼻腔。①交感神经在神经节内不交换神经元。主司鼻粘膜血管收缩。兴奋时分泌减少②副交感神经在神经节内交换神经元。主司鼻粘膜血管扩张和腺体分泌。兴奋时血管扩张和腺体分泌增多。正常情况下两者作用互相制约,保持平衡。

翼管神经骨管外口位于骨性后鼻孔外上方约 1cm 处,呈漏斗状凹陷,距前鼻孔约 6～7cm,是经鼻腔翼管神经切除的标志。

三、鼻窦

指鼻腔周围颅骨中的一些含空腔。鼻窦与颅底相联系,左右成对,共有 4 对,2 对鼻旁窦。

(一)上颌窦:15～18 岁则已接近成人的形状

鼻副窦中最大,位置最低者,居下组鼻副窦。两侧基本对称,呈三角锥体形。三面一底,锥尖朝外,底为鼻腔外侧壁,约 2～30 毫升,平均为 15 毫升,一旦有炎症,不易引流。

(1)前壁(面壁):中央较薄,稍呈凹陷,为尖牙窝,上颌窦清理术经此进路。在尖牙窝上方,眶下缘正中下有约1。5厘米处,眶下孔为眶下神经及血管通过之处。

(2)后外壁:为翼腭窝和颞下窝毗邻(可在此凿结扎上颌动脉)近翼内肌,肿瘤侵犯时,可出现张口困难。

(3)内侧壁:(算腔外侧壁下部)在下甲附着处最薄,是下鼻道作上颌窦穿刺的部位。内壁的后上方有上颌窦窦口通中道,因位置较高,不易引流,是上颌窦易患炎症之因。

上颌窦的骨性窦口或称上颌裂孔(相当于中道后份)其界限为:前界为下甲的泪突和泪骨下端,后界为腭骨垂直板,上界为与筛窦连接的上颌窦顶壁,下界为下甲附着部。由于钩突和下甲的筛突呈十字形连接,所以将骨性窦口分为4个象限。

上颌窦开口位于前上象限。自然口平均2.8mm,其余3个象限被22层粘膜和致密结缔组织封闭,称为鼻囟六,是内窥镜下施行上颌窦自然开口扩大术或开窗术的常用途径。术中注意不能损伤纸样板(不要超过骨性窦口的上界)在扩开自然口时也不应过伤向前,以免损伤鼻泪管。

(4)上壁:(上颌窦眶板)眼眶的底壁,上颌窦疾病和眶内疾病可相互影响(肿瘤,囊肿,外伤等)

(5)底壁:上颌骨牙槽突,与上列第二对尖牙,第一、二磨牙关系密切。有时牙根可突入窦内,若上述牙根感染时可累及窦腔,引起牙源性上颌窦炎。

(二)筛窦

又称筛迷路,位于眼眶内侧及鼻腔外上方,蝶窦之前和颅前窝之下,形似蜂窝,每侧约4~17个,形状不规则的小气房,以近似横贯的中甲基板为界:基板前下方的为前组筛窦,后上方的为后组筛窦,两组筛窦互不相通。

(1)外侧壁:(眼眶内侧壁)由泪骨和纸样板构成,菲薄。筛突肿瘤,炎症,囊肿可侵入眶内,出现眼部并发症。纸样板呈正长方形,前缘接泪骨,后缘接蝶骨,下缘全部与上颌骨的眶壁相接。上缘接额骨眶板。接缝处有筛前,后孔。筛前孔距眶内侧缘约1.98cm。筛后孔在筛前孔后1.3cm,外侧壁是手术的危险区,手术不慎可损伤颅内组织及视神经。

(2)内侧壁:(鼻腔外侧上部)附有上鼻甲与中鼻甲。

(3)顶壁:(额骨眶板的内侧部分)为颅前高底的一部分。

筛顶与筛板有两种方式:①水平倾斜:即筛顶的内外两侧与筛板几乎在同一水平。②高台式:即筛板位置较低,筛顶位置高与其内侧缘形成一陡直的高度差。高台式在

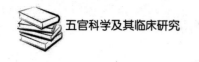
筛顶形成筛凹。其内侧壁薄脆。手术时易造成颅前凹底损伤和脑脊液鼻漏。

(4)下壁:(中鼻道与外侧壁结构)为筛泡钩突,筛漏斗。

(5)前壁:(蝶筛板)与蝶窦前壁毗邻,有时后筛房可扩展到蝶窦外侧和上方,至蝶窦后界。此时筛窦后轮休地实属蝶鞍前壁,筛窦手术时,如从前鼻孔深达 8cm 以上仍未发现蝶窦前壁,仍要考虑以示,筛窦后壁外上方仅有一菲薄骨壁与视神经相隔。

另:由于个体解剖变异,以中甲为基板的后组筛窦为其前界,有时视神经管在最后筛房的外侧壁形成凸向窦内隆起,称为视神经节。该结节后筛房秋为 ONOD 房(蝶筛气房)手术时要注意勿损伤视神经。最后筛房气突入到蝶骨形成蝶窦上方的气房,称为蝶上筛房。

由于内窥镜的开展,前组以横行于筛顶的筛前动脉为标志,将筛窦分为前筛房和中筛房。前筛房的重要结构有:额隐窝,鼻丘。额隐窝位于中甲附着部最肖端下方,筛泡之前,筛漏斗之上。鼻丘:位于中鼻甲前端的前方,钩突前上方的鼻腔外侧壁,含 1~4 个气房。气房过大影响额窦引流,是鼻内窥镜手术时重点清理的部位。

中筛房:以筛泡及筛漏斗为主。

(三)额窦

位于额骨下部,大小,形状极不一致,有时一侧或两侧均未发育,形似不规则的锥体形,底在下,尖朝上。

前壁(前外壁):为额骨外板,内含骨髓。炎症或外伤和术后感染均可出现额骨骨髓炎。

后(内)壁:为额骨内板,与颅前窝毗邻,额窦粘膜的静脉常通过此壁与硬脑腊静脉相通,故额窦感染可侵入颅内而发生颅内并发症。

底壁(为眼眶顶壁外 3/4,和前组筛窦之顶壁)在眶顶的内上角处较薄。急性额窦炎时有压痛。额窦束肿时可破坏此处侵入眶内。底壁有额窦开口,经鼻额管或前组筛窦引流到中道前端,前组筛窦炎时可引起额窦引流受阻。

内侧壁:即两侧额窦中隔。

(四)蝶窦

位于蝶骨体中,由蝶窦中隔分为左右两侧,其大小形状不规则,两侧常不对称,有五个壁:

(1)外侧壁:与颅中窝,海绵窦,颈内动脉和视神经管毗邻。气化好的蝶窦此壁较薄。视神经管和颈内动脉可能向窦腔内凸出形成压迹,视神经管隆凸或压迹位于前上方。颈内动脉隆凸或压迹位于其后下。

(2)顶壁:是颅中窝底的部分,上有蝶鞍,托脑垂体。

(3)前壁:稍向后下倾斜,构成鼻腔顶的后段及筛窦后壁。骨壁较薄。在此壁上方近中隔处有蝶窦窦口通入蝶筛隐窝。

(4)后壁:为蝶骨体,较厚,其后为颅后窝的脑桥及基底动脉。

(5)下壁:为鼻后孔及鼻咽部的顶部。翼管神经孔位于下壁稳步侧的翼突根部。

熟悉蝶窦的解剖对鼻神经外科手术较为重要。外伤性视神经管骨折均在蝶窦外侧壁视神经管隆凸上施行减压术。经鼻–蝶窦脑下垂体瘤摘除术均在顶壁施行。传统的鼻内蝶区域手术和内窥镜蝶筛区域手术在外侧壁上操作时应注意勿损伤视神经管和颈内动脉。

掌握从前鼻棘至上述手术有关的某些解剖部位或标志的大致距离和角度有助于手术的安全和防止并发症。

(五)鼻窦的血管:淋巴和神经

1. 血管

(1)上颌窦:主要由鼻后外侧动脉,上颌牙槽动脉及眶下动脉供应。静脉回流入蝶腭静脉。

(2)筛窦:由筛前,后,眶上动脉及鼻后外侧动脉供应。静脉回流入筛前,后静脉,亦可回流到硬脑膜的静脉和嗅球,额叶的静脉丛。

(3)额窦:由筛前动脉,眶上动脉及鼻后外侧动脉供应,静脉回流到筛前静脉,亦有经板障静脉,硬脑膜的静脉入矢状窦。

(4)蝶窦:则颈外动脉的咽升动脉,上颌动脉及蝶腭动脉供应。静脉回流到蝶腭静脉与海绵窦相通。

2. 淋巴

汇入咽后淋巴结及颈深淋巴结上群。

3. 神经

由三叉神经的第一、二分支所司。

(1)上颌窦:由牙槽后支及眶下神经主司

(2)筛窦:由筛前,筛后,眶上等神经及蝶腭神经的鼻后上外侧支和眼眶支主司。

(3)额窦:由眶上神经的眼神经的筛前神经主司

(4)蝶窦:由筛后神经及蝶腭神经的眼眶支主司。

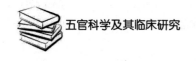

第二节　耳的结构与生理

耳分外耳,中耳,内耳三个部分。

一、外耳

包括耳廓和外耳道。

(一)耳廓

借韧带肌肉软骨和皮肤附着于关颅两侧,一般与头颅呈30°夹角。除耳垂为脂肪和结缔组织构成无软骨外,其余均为软骨支架,

下覆以软骨膜和皮肤。分前(外)和后(内)两个面。前面凹凸不平,后面光滑微凸,其表面标志有:耳轮,耳轮脚,耳廓结节,三角窝,舟状窝或耳舟,耳甲艇,耳甲腔,耳屏,对耳屏和耳屏间切迹等。

耳廓皮肤:薄而光滑,与软骨粘连较紧。特别是前面,皮下组织少,炎症外伤发生肿胀时,压迫感觉神经,产生剧烈疼痛。外伤血肿或渗出液难吸收。外伤手术消毒不严,感染可引起软骨膜炎,发生软骨坏死,造成耳廓畸形,而耳廓血管位置表浅,皮肤薄,易受冻伤。耳廓有很多穴位,与身体各部脏器有广泛联系,中医经络观点,常在耳廓作耳针疗法,治疗疾病。耳垂无软骨,常作为耳环打眼处。

(二)外耳道

起自耳甲腔处的外耳道口,向内止于鼓膜。成人长约2.5～3.5cm。由外1/3软骨部和内2/3骨部组成,略呈"S"形弯曲。内段稍向下,外段稍向上,故检查外耳道深部及鼓膜时,需将耳廓向上牵拉,使外耳道变直,便于看清。因鼓膜位置倾斜,外耳道前下壁较长,比后上壁约6毫米。在婴幼儿外耳道软骨和骨部尚未完全发育,故软骨窄而塌陷(上,下壁较近),故检查鼓膜时应向下牵拉。

外耳道软骨部与骨部交界处有一个狭窄,在距鼓约0.5CM处称耳道狭,二者均为异物嵌顿处。

外耳道软骨部前下方常有2～3个裂隙,称外耳道软骨裂或切迹。其存在可增加外耳道的活动性,但也是外耳道和腮腺之间相互感染的途径。

外耳是骨部的后上方,由颞骨鳞部组成,其深部与颅中窝仅隔一层骨板,如外伤骨折,可相互影响骨性外耳道前下壁由颞骨鼓部取代,其内端为半环形鼓沟。鼓膜紧张部附于沟内。鼓沟上部缺口名鼓切迹,是鼓膜松弛部附着处。

外耳道皮肤皮下组织少,当炎症肿胀时压迫神经引起剧痛。外 1/3 软骨段皮肤含有皮脂腺。耵聍腺和毛囊。是疖肿好发部位。耵聍腺分泌耵聍(俗称耳屎),呈油状者称油耳,伴有遗传或腋臭,但不影响听力,有保护作用。

（三）外耳神经

(1)耳颞神经(下颌神经分支),牙痛时可反射引起耳痛。(2)迷走神经耳支(刺激外耳道产生咳嗽)。(3)舌咽神经分支(咽痛,扁桃体炎或手术后,产生耳痛)。(4)颈丛,耳大,枕小神经。故耳痛 95% 是耳病引起的,5% 为牵涉性痛。

（四）外耳动脉

颈外动脉,耳后浅动脉,耳后动脉,上颌动脉,同时汇致颈外静脉,有部分汇入颈内静脉。耳后静脉,经乳突导血管到乙状窦。

（五）外耳淋巴

耳前部汇入耳前淋巴结和腮腺淋巴结,后部汇入耳后淋巴节,耳廓下部及外耳道下壁汇入耳下淋巴节及颈部淋巴节。

二、中耳

由鼓室,鼓窦,乳突,及咽鼓管四个部分组成

（一）鼓室

是颞骨内的一个含气腔,位于鼓膜与内耳外侧壁之间,似一六面体形小盒,具有上、下、内、外、前、后六个壁,容积约 1~2ml,鼓室内有听小骨,肌肉,韧带及神经等,向前借咽鼓管与鼻咽相通,向后经鼓窦入口与鼓窦和乳突相通,以鼓膜紧张部上,下缘为界,将其分为上、中,下三个部分,鼓窦上,下径 15MM,前后径约 13MM,内外鼓室 6MM,中鼓室 2MM,下鼓室 4MM,鼓室内覆以无纤毛和纤毛扁平上皮与立方上皮。

1. 外壁

大部分鼓膜及小部分骨壁(上喜闻室外侧壁)构成。鼓膜位于外耳道及鼓室之间为一向内凹陷椭圆形半透明灰白色薄膜:高约 9MM,宽 8MM,厚 0.1MM。鼓膜前下方朝内倾斜,成人呈 45°~50°角,新生儿至 5 个月婴儿的鼓膜倾斜角尤为明显,与外耳道底约成 35°角。鼓膜边缘略厚,大部分借纤维软骨环嵌附于鼓沟内,名紧张部。其上方鼓沟缺如之鼓切处,鼓膜直接附于颞鳞部,较松弛,名松弛部。鼓膜分三层:由外向内依次为上皮层,纤维层(含有浅层放射形纤维和深层环形纤维)和粘膜层。锤骨柄

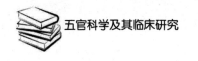

附着于纤维组织层中间。内为粘膜层与鼓室粘膜连续,松弛部无纤维层。

2. 内壁

即内耳外壁,有多个凸起和小凹。中央较大的隆起即鼓岬,为耳蜗底周所在处,表面有鼓室神经丛。鼓岬后上方有一小凹,称前庭窗龛,又名卵圆窗,面积约 $3.2mm^2$,为圆窗膜所封闭。在鼓岬下方一圆形凹为圆窗膜所封闭。向内经内耳耳蜗,又名蜗窗,面积约束 $2m\,m^2$,圆窗膜又称第二鼓膜,在前庭窗上方有面神经管凸,中耳炎常引起面部迷路炎。鼓膜张肌的肌腱绕过匙突向外达锤骨柄与颈部交界处的内侧。

3. 前壁

前壁下部以极薄的骨板与颈内动脉相隔,上部有二口:上为鼓膜张肌半管的开口,下为咽鼓管的鼓室口。

4. 后壁

又名乳突壁,上宽下窄,面神经垂直段通过此壁之内侧。后壁上部有一小孔,名鼓窦入口,上鼓室借此与鼓窦相通。鼓室入口之内侧偏下方,面神经锥段后方有一骨凹为砧骨窝,内容砧骨短脚,为中耳手术重要标志。后壁下内方有一小锥状突起,名锥隆起,为锥内肌腱附着处,在锥隆起外侧有鼓索神经穿出,进入鼓室。

5. 上壁

又名鼓室盖,由颞骨岩部前面构成,将鼓室与颅中窝分开,后边鼓窦盖,此处前壁薄且与颅中窝大脑颞叶分隔。此处有岩鳞裂。婴幼儿时期尚未闭合,硬脑膜细小血管经此与鼓室相通,故可成为中耳感染向颅内扩散的途径之一。

6. 下壁

为一厚骨板将鼓室与颈静脉球分隔,又名颈静脉壁。其前方即颈动脉管后壁。此壁破坏缺损时,颈静脉球可突入鼓室,至鼓膜。内侧有一小孔为舌咽神经鼓室支所通过。

(二) 鼓室内容物

3 个听小骨,6 条韧带,2 块肌肉,2 个关节。

1. 听小骨

3 个:锤骨,砧骨和镫骨。连接听骨链,六条韧带构成 2 个关节。

2. 六条韧带

锤上、锤前、锤外、砧骨上韧带,砧骨后韧带和镫骨环韧带。

3. 鼓室肌肉

①鼓膜张肌,由三叉神经下颌支的一小支司其运动。起自咽鼓管软骨部蝶骨大翼和鼓膜张肌管壁处,止于锤骨颈下方。此肌收缩牵拉锤骨板向内,增加鼓膜张力,以免

鼓膜震破或伤及内耳。②镫骨肌:起自鼓室后壁锥隆起内,止于镫骨平面后方。此肌收缩牵拉镫骨小头向后,以减少压力。

4. 鼓室血管

来自颈外动脉,上颌动脉的鼓前动脉,耳后动脉的茎乳动脉,脑膜中动脉和鼓室上动脉,咽升动脉的鼓室下动脉等。静脉流入翼丛及岩上窦。

鼓室神经:①鼓室丛:由舌咽神经及颈内动脉交感神经丛组成。②鼓索神经:自面神经垂直段的中部分出,出鼓室与舌咽神经联合终于舌前 2/3 处司味觉。

5. 咽鼓管

起于鼓室前壁(咽鼓管鼓口)向前,内,下斜行,止于鼻咽侧壁咽鼓管咽口,长约35mm,近鼓室端为骨部(靠外),占全长 1/3,常为开放性的。近咽口端(靠内)为软骨部,占全长 2/3。成人鼓室口高于咽口 2~2.5cm,小儿接近水平。骨部与软骨部交界处最窄,称为狭部,长约 2mm。其内径 1~2mm,软骨部在静止状态时闭合成一裂隙。当吞咽,张口,呵欠,歌唱等时借助可腭帆张肌,腭帆提肌,咽鼓管咽肌的收缩,使咽口开放,使空气进入鼓室,调节鼓室气压,而保持鼓室内外压力平衡(正常为一个大气压)。咽鼓管粘膜为假复层纤毛柱状上皮,纤毛运动方向朝向鼻咽部,有利于鼓室分泌物排出。软骨部粘膜呈皱襞样,具有活瓣作用,防止咽部分泌物进入鼓室。小儿咽鼓管接近水平,管腔较短,内径较宽,故咽部感染容易经此管侵入鼓室引起中耳炎。

6. 鼓窦

是鼓室后上方的一个含气腔,出生时即有。在婴幼儿鼓窦位置较浅较高,随乳突发育渐向后下移位。且位置较深,成人距乳突表面约 1~1.5cm。鼓窦借入口与鼓室相通,向后下通乳突。上方借鼓窦与颅中凹相隔,外为乳突外板。

7. 乳突

出生时未发育,2~3 岁时开始发育,6 岁时左右气房有广泛的延伸,直到成人才发育完成,形成形状大小不一,相互连通的气房,内有无纤毛的粘膜上皮覆盖,发育程度不一,因人而异。可分四型:①气化型:气房大,骨壁薄,乳突全部气化,此型占80%。②板障型:气化不良,气房小而多。③硬化型:乳突未气化,骨质致密。④混合型:上述任何 2 型同时存在或 3 种俱存者。

三、内耳

内耳又称迷路,位于颞骨岩部内,结构复杂而精细。按解剖分为:前庭,半规管和耳蜗 3 个部分。从组织学上分为骨迷路和膜迷路,二者形状相似。膜迷路位于骨迷路

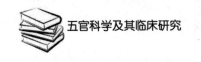

之内,含有听觉与位觉感受器装置。骨迷路由致密骨质构成。膜迷路含有内淋巴,骨、膜迷路之间充满外淋巴液,内外淋巴互不相通。如按生理功能分听迷路,平衡迷路。按发生胚层:骨迷路来自中胚层,膜迷路来自外胚层。按神经分布:第八神经,前庭神经,耳蜗神经。

（一）前庭

位于内耳中部,耳蜗和半规管之间,略呈椭圆形,约 6mm×5mm×3mm 大小,容纳椭圆囊和球囊。前下部较窄,有一椭圆孔与耳蜗的前庭阶相通。后上部稍宽,有 3 个骨半规管的 5 个开口通入。前庭外壁即鼓室内壁一部分,有前庭窗和圆窗。内壁构成内耳道底,前庭腔内有自前上向后下的斜形骨嵴,名前庭嵴。嵴的前方为球囊隐窝,内含球囊,窝壁有数个小孔称中筛斑,嵴的后方有椭圆囊隐窝,容纳椭圆囊;此窝壁及前庭嵴前上端有多数小孔称上筛斑。椭圆囊隐窝下方有前庭导水管内口,其外口(颅内开口)位于岩部后面的内淋巴囊裂底部,即内耳门的外下方,口径小于 2MM。前庭导水管内有内淋巴管与内淋巴囊相通。前庭嵴的后下端呈分叉状,其间有小窝名蜗隐窝。蜗隐窝与后骨半规管壶腹之间的有孔区称下筛斑(壶腹筛区)。前庭上壁骨质中有迷路段面神经穿过。

（二）骨半规管

位于前庭的后上方,为三个弓状弯曲(3 个约成 2/3 环形)骨管,互相垂直成直角。依其在空间位置分别称外(水平)、上(垂直)、后(垂直)半规管。外半规管长约 12～15mm,上半规管 15～20mm,后半规管 18～22mm。管径 0.8～1mm,每个半规管的两端均开口于前庭。其一端膨大名壶腹,内径均为管腔的 2 倍。上半规管与后半规管上端合成一总脚,故三个半规管由 5 孔与前庭相通。各半规管互相垂直,两侧外半规管在同一平面上,当头前倾 30°时,外半规管平面与地面平行;两侧面半规管所在平在向后延长也互相垂直,分别与同侧岩部长轴平行;一侧上半规管和对侧后半规管所在平面互相平行。

（三）耳蜗

位于前庭的前部,形似蜗牛壳,主要由中央的蜗轴和周围的骨蜗管组成。骨蜗管(蜗螺旋管)旋绕蜗轴 2.5～2.75 周,底周相当于鼓岬。蜗底向后内方,构成内耳道底。蜗顶向前外方,靠近咽鼓管鼓室口,蜗讴至蜗顶高约 5MM,蜗底最宽直径约 9MM,蜗轴呈圆锥形。从蜗轴伸出的骨螺旋板在骨蜗管中同样旋绕,由基底膜自骨螺旋板连续至骨蜗管外壁,骨蜗管完整地被分为上下 2 腔(为便于说明耳蜗内部结构,一般将耳蜗从自然解剖位置向上旋转约 90°,使蜗顶向上,蜗底向下,进行描述)。上腔又由前庭膜分为 2 腔,故骨蜗管内共有 3 个管腔:上方者名前庭阶,自前庭开始;中间为膜蜗管,又名中阶,第膜迷路;下方者名鼓阶,起自蜗窗(圆窗),为蜗窗膜所封闭。骨螺旋板顶端形成螺旋板钩,蜗轴顶端形成蜗轴板;螺旋板钩,蜗轴板和膜蜗管顶盲端共围成蜗孔。前庭阶和鼓阶的外淋巴经蜗孔相通。蜗神经纤维通过蜗轴和骨螺旋板相接处的许多小孔到达螺旋神经节。耳蜗底周之最下部,蜗窗附近有蜗水管内口,其外口在岩部下面颈静脉窝和颈内动脉管之间的三角凹内,鼓阶的外淋巴经蜗水管与蛛网膜下腔相通。

（四）膜迷路

由膜管和膜囊组成,借细小网状纤维束悬浮于外淋巴液中,自成一密闭系统,称内淋巴系统。可分为椭圆囊,球囊,膜半规管及膜蜗管,各部相互连通。

1. 椭圆囊

位于前庭后上部椭圆囊隐窝中,囊壁有椭圆囊斑,为前庭神经末稍感觉器,感受位置位觉,变称位觉斑。后壁 5 孔与三个半规管相通,前壁内侧有椭圆囊管连接球囊与内眦囊,内淋巴管止于内淋巴囊。

2. 球囊

位于前庭下方球囊隐窝中,内壁有球囊斑,亦名位觉斑。后下部接内淋巴管及椭圆球囊管。球囊下端经连全管与蜗管相通。椭圆囊斑和球囊斑构成相同,由支柱细胞和毛细胞组成。毛细胞的纤毛较壶腹嵴的短,上方覆有一层胶质膜名耳石膜,此膜系由多层以碳酸结晶为主的颗粒即耳石和蛋白质凝合而成。

3. 膜半规管

附于骨半规管的外侧壁,约占骨半规管腔隙的 1/4。借 5 孔与椭圆囊相通。在骨壶腹的部位,膜半规管也膨大为膜壶腹,其内有一横位的镰状隆起名壶腹嵴。此嵴上有高度分化的感觉上皮,由支柱细胞与毛细胞所组成。毛细胞的纤毛较长,常相互粘集成束,插入由粘多糖组成的圆顶形的胶体层,后者称嵴顶或嵴帽,其比重与内淋巴相同,故可随内淋巴移动。

4. 膜蜗管

为耳蜗内螺旋形的膜质管道,在前庭阶与鼓阶之间,又名中阶。位于骨螺旋板与骨蜗管外壁之间,内含内淋巴。两端均为盲端,顶部称顶盲端,前庭部称前庭盲端。膜蜗管的横切面呈三角形,有上、下、外 3 壁:上壁为前庭膜,起自骨螺旋板,向外上止于骨蜗管的外侧壁;外壁为螺旋韧带,上覆假复层上皮,内含丰富的血管,名血管纹;下壁

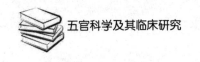

由骨螺旋板上面的骨膜增厚形成的螺旋缘和基底膜组成。基底膜起自骨螺旋板的游离缘,向外止于骨蜗管处壁的基底膜嵴。位于基底膜上的螺旋器又名 Corti 器。由内,外毛细胞,支柱细胞和盖膜等组成,是听觉感觉器的主要部分。基底膜在蜗顶较蜗底宽,亦即基底膜的宽度由蜗底向蜗顶逐渐增宽,而骨螺旋板及其相对的基底膜嵴则逐渐变窄,这与基底膜的不同部位具有不同的固定频率有关。

内耳的血管,主要不自由基底动脉之小脑前下动脉分出的迷路动脉。进入内听道后分为两支,即前庭前动脉和耳蜗总动脉。前庭前动脉供给上,外半规管及两个囊斑上部,其供血不足只引起前庭症状。耳蜗总动脉又分前庭耳蜗动脉和螺旋蜗轴动脉,前庭耳蜗动脉再分出前庭后动脉供给后半规管、球囊及椭圆囊下部。半规管还接受耳后动脉之茎乳动脉的分支,属终末支,供血甚微,管径小,细长,易被损伤,伤后不能进入侧支循环。内耳静脉与动脉分布不同,汇入迷路静脉,前庭导水管静脉流入侧窦或岩上窦及颈内静脉。

听神经于延髓和脑桥之间离开脑干,偕同面神经进入内耳道即分为前、后支,前支为蜗神经,后支为前庭神经。

第三节　咽的结构及生理

咽是呼吸道与消化道的共同通道,上起颅底,下达环状软骨平面下缘,相当于第6颈椎食管入口平面,成人全长约 12~14cm。

一、咽的划分

咽分为鼻咽、口咽和喉咽三部。

(一)鼻咽部(上咽部)(nasopharynx,epipharynx)

在鼻腔的后方,颅底至软腭游离缘水平面以上的咽部称鼻咽,顶部略呈拱顶状向后下呈斜面,由蝶骨体、枕骨底所构成。在顶壁与后壁交界处的淋巴组织称增殖体或咽扁桃体、腺样体(pharyngeal tonsil,adenoid),鼻咽前方与后鼻孔及鼻中隔后缘相连。后壁约在相当第一、二颈椎与口咽部后壁相连续,统称为咽后壁。鼻咽的左右两侧下鼻甲后端约 1cm 处有一漏斗状开口为咽鼓管咽口(pharyngeal orifices of tympanopharyngeal tube),此口的前、上、后缘有由咽鼓管软骨末端形成的唇状隆起称咽鼓管隆突,亦称咽鼓管圆枕(torus tubalis)。在咽鼓管隆突后上方有一深窝称咽陷窝(pharyngeal recess），是鼻咽癌好发部位，其上距颅底破裂孔仅约 1cm 故鼻咽恶性肿瘤常可循此进入颅内。咽鼓管咽口周围有丰富的淋巴组织称咽鼓管扁桃体（tubal tonsil）。

（二）口咽部（oropharynx）

为软腭游离缘平面至会厌上缘部分，后壁相当于第三颈椎的前面，粘膜上有散在的淋巴滤泡（lymphoid follicles），前方借咽峡（faucial isthmus）与口腔相通，向下连通喉咽部。

咽峡系悬雍垂和软腭的游离缘、两侧由舌腭弓及咽腭弓、下由舌背构成。舌腭弓（咽前柱）（palatoglossal pillar）和咽腭弓（咽后柱）（palatopharyngeal pillar）间的深窝称扁桃体窝，内有腭扁桃体（palatine tonsil）。咽峡的前下部为舌根，上有舌扁桃体（lingual tonsil）。在咽腭弓的后方，有纵行束状淋巴组织称咽侧索（lateral pharyngeal bands）。

1. 腭扁桃体的构造

腭扁桃体俗称扁桃体，为一卵圆形淋巴组织，位于咽部两侧舌腭弓与咽腭弓间的扁桃体窝中，左右各一，表面有 10~20 个内陷的扁桃体隐窝（crypt）。隐窝深入扁桃体内成为管状或分支状盲管，深浅不一，常有食物残渣及细菌存留而形成感染的"病灶"。

扁桃体上部有一大而深的隐窝称扁桃体上隐窝（supratonsillar crypt），其盲端可深达扁桃体被膜，炎症时可经此穿破被膜进入扁桃体上窝（supratonsillar fossa），而形成扁桃体周围脓肿。

扁桃体的上下各有一粘膜皱襞，上方位于舌腭弓与咽腭弓交接处称半月状皱襞（Semilunar fold）。下部由舌腭弓向后下复盖于扁桃体前下部者称三角皱襞（triangular fold）扁桃体外侧面为结缔组织所形成的扁桃体被膜，此被膜与扁桃体窝外壁的咽上缩肌附着不紧，在其上部有许多疏松结缔组织，故手术时此处较易剥离。

扁桃体的血管均来自颈外动脉分支，上部上腭降动脉供给，近舌根处由舌背动脉供给，外侧面由面动脉的扁桃体支、腭升动脉和咽升动脉供给。

扁桃体无输出入淋巴管，其输出淋巴汇入下颌角下的颈深淋巴结，当扁桃体急性炎症时此淋巴结常肿大。

扁桃体的神经，上端来自蝶腭神经节的腭后支，下端来自舌咽神经的分支。

2. 咽淋巴环

咽部有丰富的淋巴组织，主要有腺样体、咽鼓管扁桃体、咽侧索、咽后壁淋巴滤泡、腭扁桃体及舌扁桃体，这些淋巴组织在粘膜下有淋巴管相连系构成咽淋巴环的内环，

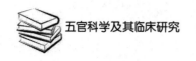

此环输出之淋巴管与颈淋巴结又互相连系交通则称外环,内环和外环统称为咽淋巴环。

3. 喉咽部(下咽部)(hypopharynx)

自会厌软骨上缘以下部分,下止于环状软骨下缘平面,连通食管,该处有环咽肌环绕,前方为喉,两侧杓会厌皱襞的外下方各有一深窝为梨状窝(pyriform sinus),此窝前壁粘膜下有喉上神经内支经此入喉。两梨状窝之间,环状软骨板后方有环后隙(post-cricoid space)与食管入口相通,当吞咽时梨状窝呈漏斗形张开,食物经环后隙入食管。在舌根与会厌软骨之间的正中有舌会厌韧带相连系。韧带两侧为会厌谷(vallecula epiglottica),常为异物存留的部位。

(三)咽筋膜间隙

1. 咽后间隙(retropharyngeal space)

位于椎前筋膜与颊咽筋膜之间,内有疏松结缔组织和淋巴组织。上起颅底枕骨部,下达第一、二胸椎平面,可通入食管后的纵隔,在正中由于咽缝前后壁连接较紧,将咽后间隙分为左右各一,鼻、鼻窦及咽部的淋巴都汇入其中,因此,这些部位的炎症可引起咽后淋巴结感染化脓,胀肿多偏于一侧,临床上以3个月到3岁的婴幼儿最多见。

2. 咽旁间隙(parapharyngeal space)

亦称咽上颌间隙(pharyngomaxillary space),位于咽后间隙两则,左右各一,呈三角形漏斗状,内含疏松蜂窝组织,上界为颅底,下达舌骨大角处,后壁为椎前筋膜,内壁为颊咽筋膜、咽上缩肌,与扁桃体窝相隔,外侧壁为上颌骨升支内壁及其附着的翼内肌与腮腺包囊。茎突及其附着肌肉将此间隙分为茎突前隙和茎突后隙两部,前者较小,内侧与扁桃体窝仅隔一咽上缩肌,故扁桃体的炎症常扩散至此间隙;茎突后隙较大,其内有颈内动脉、颈内静脉、舌咽神经、迷走神经、舌下神经、副神经及交感神经等穿过,内有颈深淋巴结上群,因此咽部感染,可以从颈深淋巴结向此隙蔓延。

二、咽的生理机能

(一)吞咽功能

当吞咽的食团接触舌根及咽峡粘膜时即引起吞咽反射。食团到咽腔时软腭上举,关闭鼻咽腔,舌根隆起,咽缩肌收缩,压迫食团向下移动,由于杓会厌肌、甲会厌肌及甲舌骨肌等收缩及舌根隆起,使会厌复盖喉口,在呼吸发生暂停的同时,使声门紧闭,喉上提,梨状窝开放,食团越过会厌进入食管。

（二）呼吸功能

正常呼吸时的空气经过鼻和咽腔时,软腭必须保持松弛状态,若鼻或鼻咽有阻塞,就将影响鼻腔的正常呼吸作用,而张口呼吸。咽腔粘膜内富有腺体,故仍有继续对空气加温、湿润的作用。

（三）保护和防御功能

咽肌运动对机体起着重要的保护作用,在吞咽和呕吐时,咽肌收缩可暂时封闭鼻咽和喉部,使食物不致返流入鼻腔或吸入气管。若有异物进入咽部,可因咽肌收缩而阻止下行,产生呕吐反射,吐出异物。

来自免疫学的深入研究,认为扁桃体内具有产生抗体的 B 细胞和 T 细胞,并含有数种免疫球蛋白（IgG、IgA、IgM、IgD、IgE 等）,具有体液免疫和细胞免疫的双重抗感染的免疫功能。

（四）共鸣作用

发音时咽腔可改变形状而产生共鸣,使声音清晰、悦耳,其中软腭的作用尤为重要。

第四节 喉的结构及生理

喉是呼吸通道和发声的主要器官,是下呼吸道的门户。喉位于颈前正中,舌骨之下,上通咽喉,下接气管。喉上端为会厌上缘,在成人相当于第 3 颈椎平面。下端为环状软骨下缘,约当于第 6 颈椎下缘平面。喉是由软骨、肌肉、韧带、纤维组织及粘膜等构成的一个锥形官腔状器官。

一、喉软骨

三块单一软骨:会厌软骨、甲状软骨、环状软骨。三对成对软骨:杓状软骨、小角软骨、楔状软骨。

（一）会厌软骨

①位置:喉的上方、喉入口前方、舌和舌骨之后。

②形状:叶片状。

③两面:舌面、喉面。

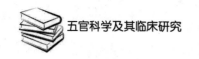

④功能:盖住喉入口,保护喉腔,非喉主要支架骨。

(二)甲状软骨:为喉软骨中最大者

①位置:为颈部手术的一个重要标志,"V"形切迹向前突出形成喉结,为第二性征。

②形状:四方形。

③两面:前面、后面。

④功能:保护喉腔,为喉的主要支架骨。

⑤连接:环状软骨、会厌软骨、杓状软骨。

(三)环状软骨:是呼吸道唯一完整环形的软骨

①位置:气管入口上方。

②形状:环形。

③结构:环状软骨板、环状软骨弓(手术重要标志)。

④连接:甲状软骨、杓状软骨。

(四)杓状软骨:成对

①位置:环状软骨板上缘外侧。

②形状:三棱锥体;声带突、肌突。

③连接:甲状软骨、小角软骨。

④功能:旋转参与控制声带运动。

(五)小角软骨

成对,位于杓状软骨之顶部,杓会厌皱劈之中。

(六)楔状软骨

成对,形似小棒状。在小角软骨的前外侧,杓会厌皱劈的粘膜之下,形成杓会厌皱劈上白色隆起,称之为楔状结节。

二、喉软骨的连接

由关节、韧带和膜、肌肉组成。

(一)关节

环甲关节:由环状软骨下脚内侧面的关节面与环状软骨弓板相接处外侧的关节面构成。此对关节是甲状软骨和环状软骨之间的两个共同支点,如两软骨前部的距离缩短,则后部的距离就有所增加,从而使环状软骨板后仰,使声带的张力增加,配合了声

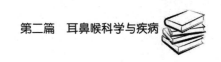

门的闭合。

环构关节：由环状软骨板上部的关节面与构状软骨底部的关节面构成。环构关节是一对灵活的关节，对声门的开闭起重要作用。对环构关节的活动形式有两种看法：构状软骨在环状软骨上活动，主要以其垂直轴为中心，向外或向内转动以开闭声门。另一种认为构状软骨是沿着环状软骨背板两肩上的关节面呈上下、内外、前后滑动，两侧构状软骨互相远离或接近以开闭声门。

（二）韧带和膜

1. 甲状舌骨膜、韧带：甲状舌骨膜为连系

舌骨与甲状软骨上缘的弹性薄膜，膜的中央部分增厚，名舌骨甲状中韧带，两侧较薄，有喉上神经内支及喉上动脉、静脉经此穿膜入喉。膜的后外缘名舌骨甲状侧韧带。

2. 舌骨会厌韧带

是会厌舌面、舌骨体与舌骨大角之间的纤维韧带组织。会厌、舌骨会厌韧带和甲状舌骨膜的中间部分构成会厌前间隙，其内为脂肪组织。

3. 舌会厌韧带

是会厌软骨舌面中部与舌根之间的韧带。

4. 甲状会厌韧带

是连接会厌软骨茎和甲状软骨切迹后下方的韧带。由弹性纤维组成，厚而坚实。

5. 环甲关节韧带

是位于环甲关节外表面的韧带。

6. 环构后韧带

是环构关节后面的纤维束。

7. 环气管韧带

是连接环状软骨与第一气管环上缘之间的韧带。

8. 喉弹性膜

为一宽阔展开的弹性纤维组织，属喉粘膜固有层的一部分，分上、下两部。自喉入口以下至声韧带以上者为上部，较薄弱；方形膜位于会厌软骨外缘和小角软骨、构状软骨声带突之间，上下缘游离，上缘构成构会厌韧带，下缘形成室韧带，其表面覆盖粘膜分别为构会厌皱劈和室带。室韧带前端附着于甲状软骨交角内面、声韧带附着处的上方，后端附着于构状软骨前外侧面的中部。方形膜的外侧面为粘膜覆盖，形成梨状窝内壁的上部。

下部名弹性圆锥，为一层坚韧而具弹性的结缔组织薄膜，其下缘分为两层，内层附

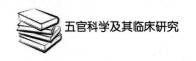
着于环状软骨的下缘,外层附着于环状软骨的上缘。向上,此膜前方附着于甲状软骨交角内面的近中间处,后附着于杓状软骨声带突,其上缘两侧各形成一游离缘,名声韧带。在甲状软骨下缘与环状软骨弓上缘之间的部分,名环甲膜,其中央增厚而坚韧的部分称环甲中韧带,为环甲膜切开术入喉之处。

(三)喉肌:分两组

1. 喉外肌—颈前带状肌

与喉的上、下运动及固定有关。二腹肌(颈前三角分区标志之一)、肩胛舌骨肌(喉癌手术先遇见该肌)。

2. 喉内肌

主要与声带运动有关。

喉内肌:按其功能分成四组。

声带外展肌:环杓后肌(为喉内肌中唯一的外展肌,如两侧同时麻痹则有危险)声带内收肌:环杓侧肌(收缩使声带内收、声门裂的后1/3则成三角形张开)、杓肌(收缩使两块杓状软骨靠拢,以闭合声门裂后部)。

声带紧张肌:环甲肌(受喉上神经支配)。

声带松弛肌:甲杓肌。

会厌活动肌(关闭、开放喉入口):杓会厌肌、甲状会厌肌。

三、喉腔

是由喉支架围成的管状空腔,上与喉咽腔相通,下与气管相连。以声带为界,将喉腔分为声门上区、声门区、声门下区三部。

声门上区:位于声带上缘以上,其上口呈三角形,称喉入口,由会厌游离缘、杓会厌皱劈和位于此劈内的楔状软骨、小角结节及杓状软骨切迹所围成。界于喉入口与室带之间者,又称喉前庭,上宽下窄,前壁较后壁长。室带亦称假声带,成对位于声带上方,与声带平行,外观呈淡红色。喉室位于声带与室带之间,开口呈椭圆形的腔隙。

声门区:位于声带之间,包括两侧声带、前连合和后连合。声带呈白色带状,边缘整齐。两侧声带在甲状软骨板交角内面融合成前连合。声带后端附着于杓状软骨的声带突,故可随声带突的运动而张开和闭合。声带张开时出现一个等腰三角形的裂隙,称为声门裂,简称声门。空气由此进出,为喉最狭窄处。

声门下区:为声带下缘以下至环状软骨下缘以上的喉腔,该腔上小下大。幼儿期此区粘膜下组织疏松,炎症时容易发生水肿,常引起喉阻塞。

临床上喉癌诊断的分区即分为此三区。

四、喉的血管

(一)喉上动脉

来自甲状腺上动脉(颈外动脉第一分支)。在喉上神经的前下方穿过甲状舌骨膜进入喉内。

(二)喉下动脉

来自甲状腺上动脉(锁骨下动脉分支)。随喉返神经于环甲关节后方进入喉内。静脉与动脉伴行,汇入甲状腺上、下静脉。

五、喉的神经

(一)喉上神经

在相当于舌骨大角高度分为内、外两支。外支主要为运动神经,支配环甲肌及咽下缩肌,但也有感觉支穿过环甲膜分布至声带及声门下区前部的粘膜。内支主要为感觉神经,在喉上动脉的后方穿入甲状舌骨膜,分布于会厌谷、会厌、声门后部的声门裂上、下方、口咽、小部分喉咽及杓状软骨前面等处的粘膜。喉上神经封闭时,最好在舌骨大角和甲状软骨上结节连线的中点偏内侧 1cm 处刺入。

(二)喉返神经

迷走神经下行后分出喉返神经,两侧径路不同。右侧在锁骨下动脉之前离开迷走神经,绕经该动脉的前、下、后,再折向上行,沿气管食管沟的前方上升,在环甲关节后方进入喉内;左侧径路较长,在迷走神经经过主动脉弓时离开迷走神经,进入胸腔纵隔(纵隔病变可出现左侧声带麻痹),绕主动脉弓部之前、下、后,然后沿气管食管沟上行,取与右侧相似的途径入喉。喉返神经主要为运动神经,但也有感觉支分布于声门下腔、气管、食管及一部分喉咽的粘膜。喉返神经变异甚多。其左侧径路较右侧长,故临床上受累机会也较多。

六、喉的淋巴

(一)声门上区

淋巴组织最丰富,淋巴管稠密而粗大。此区的毛细淋巴管在杓会厌劈的前部集合成一束淋巴管,穿过梨状窝前壁,向前向外穿行,伴随喉上血管束穿过甲状舌骨膜离喉。多数引流至颈总动脉分叉部的颈深上淋巴结群。

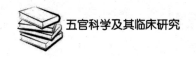

（二）声门区

声带几乎无深层淋巴系统，只有在声带游离缘有稀少纤细的淋巴管，故声带癌的转移率极低。

（三）声门下区

较声门上区稀少，亦较纤细。一部分通过环甲膜中部进入气管前淋巴结，然后汇入颈深中淋巴结群；另一部分在甲状软骨下角附近穿过环气管韧带和膜汇入颈深下淋巴结群、锁骨下、气管旁和气管食管淋巴结群。环状软骨附近的声门下淋巴系统收集来自左右两侧的淋巴管，然后汇入两侧颈深淋巴结群。故声门下癌有向对侧转移的倾向。

七、喉的生理功能

（一）呼吸功能

喉是空气出入肺部的必经之路，声门为呼吸道最狭窄处，声带的运动可改变声门的大小以控制呼吸出入的气流量。

喉粘膜内的化学感受器可在受到刺激时，反射性的影响脑干呼吸中枢控制呼吸功能。

（二）发声功能

喉是发声器官，发声的主要部位是声带。正常人在发音时，先吸入空气，然后将声带内收拉紧，并控制呼气。自肺部呼出的气流冲动靠拢的声带使之振动即发出声音。声音的强度决定于呼气时的声门下压力和声门的阻力。声调决定于振动时声带的长度、张力、质量和位置。至少有 40 条肌肉参与了发声。

（三）保护功能

形成 3 道防线（会厌、室带、声带），对下呼吸道有保护作用。吞咽时 3 道防线同时关闭，食管口开放，食物从梨状窝进入食管。此外，杓会厌劈收缩时亦会关闭喉入口，可以防止食物、呕吐物及其他异物落入呼吸道。

（四）屏气功能

声带内收，声门紧闭时可完成咳嗽及喷嚏动作以及协助完成大小便、呕吐、分娩及举重动作。

第五节　耳鼻咽喉的检查

一、鼻及鼻窦的检查方法

在进行鼻部检查时,应先详询病史,对病人发病情况、病程经过要有所了解。耳鼻咽喉疾病常相互联系,故应同时了解耳、咽、喉部病史情况,如有颈部肿块存在,亦应了解其与鼻病的病使联系。对于鼻部症状应了解以下几个方面:

1. 鼻塞

交替性或持续性;渐进性或是近日发生;先发生于一侧后又影响到对测或两侧同时发生。

2. 分泌物

分泌物的性质:水样、粘液性、粘液脓性、脓性、血脓性、痂状。分泌物量的多少,有否臭味。

3. 鼻出血

发生于何侧,量的多少,即往有否出血及可能引起鼻出血的原因。

4. 头痛及局部头痛

头痛及局部疼痛的部位、时间、性质,有无规律性。

5. 嗅觉障碍

单侧或双侧。

(一)外鼻检查法

注意观察外鼻部及其周围额面部皮肤色泽是否正常,有无肿胀、增厚、水肿、皮下淤癍等现象;又无皮下捻发音及触痛、压痛,鼻骨有无骨折或移位。

(二)鼻腔检查法

受检查者与检查者相对而坐,如为体弱病人,也可取半卧位进行检查。

鼻前庭检查法:被检查者头稍后仰,检查者以拇指置于鼻尖,余指置于额部。轻触鼻尖部,观察有无触痛,然后将鼻尖部轻轻抬起,观察鼻前庭部皮肤有无充血、肿胀、增厚、糜烂、皲裂及结痂现象,鼻毛是否脱落或粘结;有无分泌物及其性质等。

鼻腔检查法:通常以左手执鼻镜,将镜页合拢,由前鼻孔平鼻底轻轻放入鼻腔,深度不应超过鼻阈部,以免引起疼痛或粘膜损伤。将镜页缓缓张开,嘱病人头部渐向后

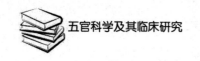

仰,取由下向上的顺序,进行鼻腔观察,首先是鼻底、下鼻道、下鼻甲及鼻中隔的下部分,继而观察中鼻道、中鼻甲及嗅裂。应注意粘膜是否光滑、润泽,有无充血、肿胀、干痂,鼻甲的大小,鼻腔的宽窄;中鼻道及嗅裂有否分泌物,分泌物的性质;中隔的位置及形状,中隔前区粘膜有否出血或糜烂;有无新生物,新生物的性质,触之是否易出血等。如粘膜肿胀或下鼻甲肿大,妨碍检查时,可用1%麻黄系溶液喷雾鼻腔,使粘膜收缩后再进行观察,检查完毕后,退出鼻镜时两镜页要稍张开,以免将病人鼻毛夹住起疼痛。

(三)鼻窦检查法

局部触诊:前组鼻窦的急性炎症,在鼻窦的浅表部位可出现压痛、触痛或叩痛。触压时两侧应以指腹用同等力量触压进行比较。额窦炎时,在眉弓处有叩痛,在眶上壁内侧有触痛;筛窦炎在内眦部有触痛;上颌窦炎时在前壁相当于尖牙窝部有触痛或叩痛,患侧上列牙的第二双尖牙及第一、二磨牙亦可出现叩痛。

鼻腔所见:观察鼻腔脓液来源,对诊断很有帮助。在中鼻道前端出现浓液,多为额窦炎症。在中鼻道中部有脓,多为前组筛窦感染。在中鼻道中部稍后有脓,多为上颌窦化脓。在嗅裂部有脓,则多为后组筛窦及蝶窦炎症。当中鼻道及嗅裂部无脓性分泌物而局部粘膜水肿、充血明显,亦应考虑有鼻窦炎症之可能。

体位引流法:在进行体位引流前,以1%麻黄素溶液喷雾鼻腔,充分收缩中鼻道及嗅裂部粘膜,使窦口通畅。,其原则是所引流的鼻窦窦口,应处于该窦的下方。如检查右侧上颌时,将头俯于桌面上,然后将面部向右侧转90度。检查额窦时,头位应直立。检查前或后组筛窦时,头应向前倾或后仰各约30度左右。检查蝶窦时,头应俯于桌案上。待5~10分钟后,观察各鼻窦开口位置是否有脓,用以诊断鼻用于诊断鼻窦炎。

上颌窦穿刺法:为诊断上颌窦疾病临床常用的方法,将冲洗物收集离心沉淀后行细胞学检查,对上颌窦恶性肿瘤的早期诊断有一定帮助。亦可通过穿刺针向窦内注入造影剂,以观察窦腔内粘膜变化及占位性病变。

X线检查:鼻窦在正常情况下,各窦充气情况良好,其在照片上的密度,与眼眶的密度相似,故判断其有否病变,常与同侧眼眶的密度相比较,如照片上显示窦腔密度高,多示有病变。在正常情况下,鼻窦粘膜在照片上表现为窦边缘镶有一条白线,此即粘骨膜白线,在有炎症时,这一白线变得模糊或消失,并可见到增厚的粘膜的阴影。如需观察窦腔内是否有积液,可令受检者取坐位投照,即可观察窦腔内有否液平面出现,尚可根据窦腔内的阴影及是否有骨质破坏,可以判断有否民情囊肿、息肉、异物、肿瘤等。常用的有以下几种位置。

1. 鼻颏位(瓦氏位,Water's position)

此位置主要用于观察上颌窦。两侧岩锥部均投影在上颌窦之下方,后组筛窦在上颌窦之内上角,前组筛窦在眶之内则,额窦呈放大或变形在瓦氏张口位上,可使蝶窦在口腔中显现,借以观察蝶窦情况。

2. 鼻额位(柯氏位,Caldwell's position)

此位额窦距片夹较近,故显影较真实,筛亦为观察的重点,但前、后组筛窦大部分重叠,仅部分后组筛在眼眶内下部分显影。上颌窦因被岩锥重叠,蝶窦与筛窦重叠,均不能观其全貌。

3. 眶斜位

此位对诊断筛窦病变很有帮助,特别是在诊断额窦和筛窦的粘液囊肿及肿瘤方面更有意义。视神经孔在筛窦后组显示

4. 侧位

各鼻窦均可在片中显示,但左右重叠。可通过此位置了解蝶窦与鞍床的关系及各窦情况,结合上述位置观察,对临床具有重要意义

5. 颏-颅底位

此位置可观察各鼻窦骨质情况,并可观察颞骨岩部、鼓室、乳突、鼓窦、听小骨、破裂孔、卵圆孔等,对于帮助诊断中耳癌、鼻咽癌在颅底的破坏范围,有良好的效果。

如通过上述检查仍不能确诊者,应进行造影摄片检查,体层摄片或 CT 检查,必要时也可进行手术检查,以求明确诊断。

(四)鼻生理功能检查法

鼻呼吸功能检查法 在进行鼻镜检查前,应先了解鼻腔通气情况。确定成人鼻腔通气状况时,应注意气流通过鼻腔的声音。完全闭锁则无声音,狭窄则为高音调,通气良好为低音调。亦可用小羽毛棉绒置于前鼻孔,观察在呼吸时羽毛或棉绒有否扇动。此法也适用于小儿。对于婴幼儿疑有鼻孔闭锁时,可用美蓝滴入鼻腔,然后观察咽部是否有美蓝染色,如为阴性,则可能是鼻腔后部受阻。

嗅功能检查法 嗅功能的精确测定,目前尚无良法。在临床上应用较多的是定性检查法,特别是在大量进行体检时采用较多。在检查时,应选择只兴奋嗅末梢神经而不刺激三叉神经的嗅剂如食醋、酱油、香油、玫瑰水等,各以同样的棕色小瓶盛之,并以水为对照剂备用。检查时,令被检者闭目,以一指按住一侧前鼻孔,分别以各种点算嗅剂置于另一侧前鼻孔前令其嗅之,再以同法测对侧。

判断:全部嗅出为嗅觉良好;只能嗅出其中数种,则为嗅觉减退;全部不能嗅出者

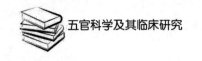

为嗅觉丧失。必要时应重复检查,但应注意嗅觉易疲劳,在复查时,要有适当间隔。

二、咽喉部的检查

应首先了解病人的病史。观察病人面部表情,有否增殖体面容;有否呼吸困难或张口呼吸及吞咽困难;颈部有无肿胀、运动障碍及病人的体位等。了解病人言语情况,发声有无鼻音,口齿是否清楚。

(一)口咽部检查法

正面端坐,面向检查者,张口平静呼吸,先检查唇口腔,然后用压舌板轻压舌前2/3处,观察悬雍垂及软腭运动情况,嘱病人发"啊、啊"音,检查有否软腭瘫痪,两侧是否对称。如有可疑时可以细棉签或探针检查软腭感觉。然后依次检查舌腭弓、咽腭弓、咽壁及扁桃体等有无充血、水肿、膨隆、肥厚、萎缩、痂皮、疤痕、溃疡、新生物,有无伪膜及其部位和是否能擦掉等。

(二)鼻咽部检查法

鼻咽部位置隐蔽,常用检查方法有下列几种:

1. 间接鼻咽镜(后鼻孔镜)检查法

对坐张口,用鼻平静呼吸,尽量使软腭下垂,检查者用压舌板轻轻将舌压下,将预温好的鼻咽镜面向上置于软腭之后,注意避免触及咽壁,以免引起恶心。检查者通过额镜反光,观察鼻咽镜镜面影象,可以看到后鼻孔及鼻咽各部位。注意增殖体、咽隐窝、咽鼓管咽口及其周围情况,粘膜有无权充血、肿胀、分泌物附着及新生物等。对咽部反射敏感或不能配合的病人,可用1%地卡因溶液喷雾作粘膜表面麻醉,如仍不能合作则可用软腭牵开器向前牵拉软腭进行检查,或从两侧鼻前孔各插入一根细橡皮导尿管,由口腔引出,牵拉外露的两端,将软腭牵开后再行检查。

2. 电鼻咽镜检查法

有经鼻和经口两种电鼻咽镜,均为硬管,远端光源照明,并有光学放大系统。经鼻途径应先行鼻粘膜麻醉由前鼻孔插入;经口电鼻咽镜经口腔置于软腭之后,向上窥视鼻咽部,形象清晰,其缺点是不能采取活体组织。

3. 导光纤维鼻咽喉镜

为利用可导光的化学纤维制成的可曲镜管,镜管细,光度强,经前鼻孔插入,痛苦小,解象力强,除可取活检外,还可以示教及摄影。

4. 鼻咽部触诊法

用于小儿或不便于行鼻咽镜检查的病人。不必用麻醉,检查者以左前臂挟持患儿头部,以防转动,左手食指将患儿左侧颊部软组织推挤于上、下牙列之间以防被咬伤,以右手食指探入鼻部进行触诊。检查速度应快,动作务必轻柔。其主要为了解增殖体或新生物的大小、性质及与周围的关系等。

（三）喉咽部检查法

咽部常用 X 线检查为侧位平片,以观察咽后及颈椎等。颅底片可观察肿瘤侵犯范围,鼻咽新生物可用造影法显示。

喉为呼吸及发声的重要器官,位置深在,检查比较困难。因此,在进行喉部检查前,应了解病史及症状,观察有否声音嘶哑、呼吸困难及吞咽障碍等,也应注意病人的全身情况,以便进行综合分析,作出判断。

喉的检查,包括喉部角诊、间接喉镜检查法、直接喉镜检查法、喉动态镜检查法、导光纤维喉镜检查法、声音听诊及喉部 X 线摄片检查等。

1. 喉部视诊及触诊

观察喉体轮廓、软组织有否肿胀、呼吸运动时有否上下移动及吸气性三凹征;喉结及气管有否偏斜。以手指拨动喉软骨,甲状软骨后缘与颈椎接触时,可有一种摩擦感觉,如有喉癌向后侵犯,则可产生喉体固定感;还应注意皮肤有否瘘管;颈部淋巴结及甲状腺有否肿大、触痛等。

2. 间接喉镜检查法

为最常用最简便的检查方法。检查前,应先向受检者说明要求,消除顾虑,以期能配合完成。

病人面向检查者端坐,身体放松,微向前倾,手臂及肩部自然下垂,张口,将舌尽量伸出。检查者以纱布将舌裹住,以左手食指支于上唇,拇指及中指将舌向外下方轻拉,右手持预温了的间接喉镜,镜面向下置于软腭部,并将悬雍垂推向后上方,检查者通过额镜反光观察间接喉镜镜面上的喉部投影。间接喉镜上的投影为喉部原倒影,即喉中上部为喉的前部,下部为喉的后部,但左右并不颠倒。嘱病人间断地寻出"依、依"声,使会厌上举,并稍微转动镜面,即可看到喉腔内各部分的情况。检查应有次序的进行,先观察舌根、舌扁桃体、会厌及会厌溪、喉咽壁,然后检查两侧杓状软骨、梨状窝、杓会厌襞、杓间区等。两侧室带及声带为喉部疾病好发部位,要注意其色泽,有无充血、水肿、增厚及新生物等,还应观察其开闭情况,前联合部显露比较困难,但不应忽略。如病人咽部反射敏感不能配合,可以 1% 地卡溶液作咽部喷雾 2~3 次,待咽粘膜麻醉后,再进行检查。

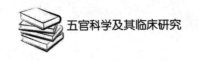

3. 直接喉镜检查法

直接喉镜,也称直达喉镜。本检查法系用直接喉镜直接引入喉腔内进行检查,故名。临床上,常借此法进行喉部治疗及手术。遇气管内活动性异物,也可直接喉镜施行异物取出术。

耳鼻咽喉科常用的直接喉镜分为普通直接喉镜和前联合直接喉镜两种。此外,为便于进行手术及显微手术,尚有支撑式和悬吊式直接喉镜。

(1)术前准备:解除人顾虑,争取配合。告诉病人检查要平静呼吸,全身肌肉放松,避免挺胸、抬肩、握拳等,术前空腹,取出义齿。

术前可给鲁米那及阿托品肌肉注射在。

直接喉镜检查,并无绝对禁忌证。除严重颈椎病变因无法保持体位外,皆可施行。对全身情况极度衰竭者,可缓作,或改用导光纤维喉镜检查。对严重呼吸困难的小儿,检查前应做好急救准备。

(2)麻醉:以1%地卡因溶液或4%可卡因、2%利多卡因溶液少量,先喷雾咽部,观察3~5分钟后,继续喷雾舌根、咽弓及咽壁等,然后用活动头喷雾哭牵拉会厌向前方,继续麻醉声带、室带及声门下区。也可用喉卷棉子蘸1%地卡因溶液涂布两侧梨状窝,以麻醉喉上神经。麻醉药物总量不得超过60mg(1%地卡因溶液6ml)。小儿不能配合者,可用全身麻醉,幼儿也可不用麻醉。

(3)体位:多采取仰卧位。肩胛部略出床没沿,助手坐于病人头右侧,抱头固定,头要高于床面10~15cm,另一助手按双肩防止挺胸抬肩。

(4)操作步骤:检查者立于病人头端,左手持镜,右手以纱布垫于上切牙,喉镜自病人右侧口角放入,将舌前部向左侧推移,当咆镜进入舌后部时,将镜管移至中线,抬起舌根并轻轻插入,即可看到会厌。此时,使镜前唇越过会厌缘向下延伸,并将镜柄上抬挑起会厌,即可暴露声门区。在小儿,喉暴露后,声门紧闭,常呈痉挛状态,术者可稍等数秒钟后,即可自行放松。使用前联合镜较普通直接喉镜更易于暴露前联合区。在操作过程中,动作应轻柔、准确,要注意保护唇、舌、咽壁粘膜不使损伤。在挑起会厌时,上抬喉镜用力要均匀,不应以上切牙为支点,否则会碰伤切牙,甚至使切牙脱落。

三、耳部检查

(一)耳的一般检查法

1. 外耳的检查法

观察耳廓大小、位置是否对称,有无畸形、瘘管、红肿、压痛,耳周淋巴结有无肿大,然后牵拉耳廓,并压耳屏有无疼痛。乳突部有无肿胀、瘢痕、鼓窦区、乳突尖和乳突导血管等处有无压痛。

2. 耳镜检查法

受检者侧坐,受检耳朝向检查者。将额镜反光焦点对准外耳道口,一手将耳廓向外后上方牵拉(婴幼儿向后下方牵拉),一手食指向前推压耳屏,以使外耳道变直。

若有耳毛阻挡看不清楚时,可选用大小适宜的耳镜轻轻旋转置入,并向上、下、左、右各方向转动,以观察外耳道并看清整个鼓膜形态。置入的耳镜不宜超过软骨部,以免受压迫骨部引起疼痛。亦可利用鼓气耳镜观察鼓膜细微病变,如微小穿孔、粘连、面等,并可挤压橡皮球向外耳道加压、减压,观察鼓膜活动度,吸出鼓室分泌物或试验有无迷路瘘管。

正常鼓膜为半透明、灰白色、有光泽的薄膜,边缘近鼓环处较厚,前下方有一三角形反光区即光锥,尖向后上,止于脐部与锤骨柄末端相连。锤内柄呈黄白色棒状,由前上向后下至鼓膜脐部,锤骨柄上端有一向前突出的白点即锤骨短突,由短突向前、向后分别伸出前、后皱襞,前、后皱襞上方三角形区为松弛部,与外耳道皮肤相同,色淡红,无光泽。其下为紧张部。

为了便于描写病变部位,将鼓膜沿锤骨柄向后下方作一延长线,再通过脐部作一与此延长线垂直的线,而将鼓膜分为前上、前下、后上、后下四个象限。

检查时应注意鼓膜的色泽及正常标志,有无充血、膨隆、内陷、混浊、增厚、瘢痕、钙斑、液面(发线)、穿孔与分泌物等病变现象。

(1)内陷:表现为光锥缩短、分散或消失,锤骨短突明显突出,锤骨柄向后上方移位,似缩短变横,多由于咽鼓管阻塞或鼓室内粘连所致。

(2)混浊:鼓膜增厚失去光泽,表面标志不清,呈局部或广泛的白色混浊或局限性发白增厚的瘢痕,有时可见界限分明的黄白色钙化斑,为中耳炎症后遗所致。

(3)穿孔:应注意穿孔部位、大小、形状、分泌物量及性质等,穿孔内鼓室粘膜有无肿胀、肉芽、息肉或胆脂瘤分泌物等。

注:检查鼓膜时,应先清除外耳道耵聍及分泌物,有时松弛部病变易为痂皮、碎屑遮盖,极易疏忽误认为正常。必要时可使用鼓气耳镜或手术显微镜以鉴别病变。

(二)咽鼓管检查法

是将空气经咽鼓管吹入中耳,以检查咽鼓管的通畅度、有无狭窄和阻塞、鼓室外有无液体存留,并进行治疗的方法。

1. 捏鼻鼓气法

2. 咽水通气法

3. 导管吹张法

注:患者与检查者接好耳听管,将管径大小适合的咽鼓管导管弯端向下,沿鼻底向后轻轻放入,直至鼻咽后壁,将导管向内转 90°,然后向外拉出,使管端钩到鼻中隔后缘,再将导管弯端向下转 180°,以使其前端进入咽鼓管咽口,固定后用吹张球在导管后端口进行吹张,如于耳听管中听到进气声,则示导管位置正确,并根据进气声来判断咽鼓管阻塞、狭窄等情况。亦可将导管伸至咽后壁,再向外转 90°,边外转边前拉,当管端滑过咽鼓管隆突进入咽鼓管咽口时有落空感,然后固定打气。

4. 对有鼓膜穿孔的病例,除上述方法外,还可用下列方法进行检查

(1)正、负压平衡穿孔试验法:用声阻抗–导纳测试仪的气泵压力系统检查咽鼓管平衡正、负压功能。将探头置于外耳道内,密封固定。分别于外耳道加压或减压,观察外耳道内压力改变及吞咽后的改变。若咽鼓管不通,则压力变化不大。

(2)药法:自外耳道滴入 0.25%氯霉素液,连续压耳屏或作吞咽动作,如咽部感到苦味,表明咽鼓通畅;如反复吞咽仍无苦味感觉,说明咽鼓管不通。

(三)听力检查法

听力检查的目的是了解听力损失的程度、性质及病变的部位。

检查方法甚多,一类是观察患者主观判断后作出的反应,称主观测听法,如耳语检查、秒表检查、音叉检查、听力计检查等,但此法常可因年龄过小、精神心理状态失常等多方面因素而影响正确的测听结论。另一类是不需要患者对声刺激做出主观判断反应,可以客观地测定听功能情况,称客观测听法,其结果较精确可靠,有以下几种:

①通过观察声刺激引起的非条件反射来了解听力(如瞬目、转头、肢体活动等)。

②通过建立条件反射或习惯反应来检查听力(如皮肤电阻测听、西洋镜测听等)。

③利用生物物理学方法检查听力(如声阻抗–导纳测听)。

④利用神经生物学方法检查听力(如耳蜗电图、听性脑干反应)。

1. 语音试验

简易实用,可测试一般听力情况,但不能鉴别耳聋性质,适用于集体检查。

在长于 6m 以上的安静环境中进行,地面划出距离标志,患者立于距检查者 6m 处,但身体不能距墙壁太近,以免产生声音干扰。受检耳朝向检查者,另一耳用油棉球或手指堵塞并闭眼,以免看到检查者的口唇动作影响检查的准确性,检查者利用气道内残留空气先发出 1~2 个音节的词汇,嘱患者重复说出听得词汇,应注意每次发音力

量应一致,词汇通俗易懂,高低音相互并用,发音准确、清晰。正常者耳语可在 6m 距离处听到,如缩短至 4m,表示轻度耳聋,1m 为中度耳聋,短于 1m 者则为严重的以至完全性耳聋。记录时以 6m 为分母,测得结果为分子,如记录为 6/6、4/6、1/6。

2. 表试验

简单易行。一般以不大于 1m 距离能听到秒表声为佳。预先测定好正常耳刚能听到此表声的平均距离。

患者坐位、闭目,用手指塞紧非检查侧耳道口,检查者立于患者身后,先使患者熟悉检查的表声后,将秒表于外耳道平面线上,由远而近反复测验其刚能听到表声离耳的距离。记录方法以受检耳听距(cm)/该表标准听距(cm)表示,如 100/100cm、50/100cm。

3. 音叉检查

音叉检查是鉴别耳聋性质最常用的方法。

常用 C 调倍频程五支一组音叉,其振动频率分别为 128、256、512、1024、和 2048Hz。检查时注意:

①应击动音叉臂的上 1/3 处。

②敲击力量应一致,不可用力过猛或敲击台桌硬物,以免产生泛音。

③检查气导时应把振动的音叉上 1/3 的双臂平面与外耳道纵轴一致,并同外耳道口同高,距外耳道口约 1cm 左右。

④检查骨导时则把柄底置于颅面。

⑤振动的音叉不可触及周围任何物体。

(1)林纳试验(Rinne test,RT):又称气骨导对比试验,是比较同侧气导和骨导的一种检查方法。取 C256 的音叉,振动后置于乳突鼓窦区测其骨导听力,待听不到声音时记录其时间,立即将音叉移置于外耳道口外侧 1cm 外,测其气导听力。若仍能听到声音,则表示气导比骨导时间长(AC>BC),称林纳试验阳性(RT"＋")。反之骨导比气导时间长(BC>AC),则称林纳试验阴性(RT"－")。

正常人气导比骨导时间长 1~2 倍,为林纳试验阳性。传导性聋因气导障碍,则骨导比气导长,为阴性。感音神经性聋气导及骨导时间均较正常短,且听到声音亦弱故为短阳性。气导与骨导时间相等者(AC＝BC,RT"±")亦属传导性聋。

如为一侧重度感音神经性聋,气导和骨导的声音皆不能听到,患者的骨导基本消失,但振动的声波可通过颅骨传导至对侧健耳感音,以致骨导较气导为长,称为假阴性。

(2)韦伯试验(Weber test,WT):又称骨导偏向试验,系比较两耳骨导听力的强弱。

取 C256 或 C512 振动的音叉柄底置于前额或头顶正中,让患者比较哪一侧耳听到的声音较响,若两耳听力正常或两耳听力损害性质、程度相同,则感声音在正中,是为骨导无偏向;由于气导有抵消骨导作用,当传导性聋时患耳气导有障碍,不能抵消骨导,以至患耳骨导要比健耳强,而出现声音偏向患耳;感音神经性聋时则因患耳感音器官有病变,故健耳听到的声音较强,而出现声音偏向健耳。

记录时除文字说明外,可用"→"表示偏向侧,用"="表示无偏向。

(3)施瓦巴赫试验(Schwabach test,ST):又称骨导对比试验,为比较正常人与患者骨导的时间,将振动的 C256 音叉柄底交替置于患者和检查者的乳突部鼓窦区加以比较,正常者两者相等;若患者骨导时间较正常耳延长,为施瓦巴替试验延长(ST"+"),为传导性聋;若较正常者短,则为骨导对比试验缩短(ST"-"),为感音神经性聋。

用以上方法测定听力,其结果应结合临床进行全面分析,才能判断耳聋的性质。

(四)纯音听力计检查法

为听觉功能检查中测定耳聋性质及程度的比较准确而常用的方法。纯音听力计是利用电声学原理,通过电子振荡装置和放大线路产生各种不同频率和强度的纯音,经过耳机传输给受检者,以分别测试各频率的听阈强度,可为耳聋的定性、定量和定位诊断提供依据。声强以分贝(decibel,dB)表示。检查的记录曲线(听力曲线)称听力图。听力计以正常人的平均听阈为标准零级,即正常青年人的听阈在听力计上为 0 dB。用纯音听力计测出的纯音听阈均值为听力级。听力减退时需增加声音强度方能听到声音,所增加的强度即为听力损失的程度。

1.纯音听阈测试

(1)测试方法:纯音听阈测试包括气导和骨导测试。Λ注:气导测试先从 1KHz 开始,病人听到声音后,每 5dB 一档地逐档下降,直至听不到时为止,然后再逐档增加声强(每档升 5dB),如此反复测试,直至测到确切听阈为止。再以同样方法依次测试其他频率的听阈。检查时应注意用间断音,以免发生听觉疲劳。骨导测试的操作方法与气导测试相同。

如两耳气导听阈相关 40dB 以上,则须在测较差耳时,于较佳耳加噪声进行掩蔽,以免患者误将从佳耳经颅骨传来的声音当作较差耳听到的声音。如两耳骨导听阈不同,在查较差耳的骨导听阈时,较佳耳更应加噪声掩蔽。

(2)听力图的分析:

① 传导性聋:骨导曲线正常或接近正常,气导曲线听力损失在 30~60dB 之间,一般低频听力损失较重。

② 感音神经性聋:听力曲线呈渐降型或陡降型,高频听力损失较重,骨导曲线与气导曲线接近或互相吻合。

③ 混合性聋:骨导曲线下降,气导曲线又低于骨导曲线。最重要的范围在 500～2000Hz 之间,称人的语音范围。听力损失程度一般以 500Hz、1000Hz 及 2000Hz 的平均听阈来估计。

2. 双耳交替响度平衡试验

是检查有无响度重振的常用方法,适合于双耳听力相差 20～50dB(HL)的患者。

注:当用低强度音刺激时,一耳较另一耳听力差,但高强度音刺激时,两耳对同一频率的音调所感受的响度可能相等,甚至差耳反而敏感,这种患侧强度增加较健侧为快的现象,称重振现象。耳蜗病变引起的感音性聋常有响度重振。例如病人的右耳听阈为 0dB,左耳听阈为 40dB。当右耳声强级增加 20db 时,左耳只须从其听阈(40dB)增加 10dB 就感到两耳听到的响度相等,此即表示有响度重振,提示存在耳蜗病变(图2-28)。检查方法为先测定患者两耳纯音听阈,选用两耳听力相差 20dB 以上的频率,每 10～20dB 一档地增加一耳的声强度,并逐档调节另一耳的声强度至两耳感到的响度相同时为止。

3. 短增量敏感指数试验

用于检查听觉对声音强度微量改变的察觉能力。

注:用 1000Hz 的纯音,强度为阈上 20dB,应用调幅装置使声强每 5 秒出现一次短时程的 1dB 增量(上升及下降时间各为 50ms、持续 200ms),受检者共听 20 次增幅音,每听到 1 次,得分 5%,总分在 30% 以下为正常,35～65% 为可疑,70% 以上者为重振试验阳性,提示耳蜗病变的存在。

4. 言语测听法

有些病人的纯音听力较好,却听不懂语意。在这种情况时,纯音听力图并不足以反映病人的听功能状态,而需用言语测听法来判定。言语测听法是用专门编制的测听词表来检查患耳的言语接受阈和言语识别率。言语接受阈为能听懂一半测试语音时的声强级(dB);言语识别率为对测听词表中的言语能正确听清的百分率(%),按不同声强级所听懂的%绘成曲线,即成言语听力图。在蜗后(听神经)病变时,纯音听力虽较好,言语识别率却极低。

5. 声阻抗-导纳测试法

声阻抗-导纳测试法是客观测试中耳传音系统和脑干听觉通路功能的方法。

目前国际上已日渐采用声抗纳一词代替还在使用的声阻抗-导纳之称。当声波传到鼓膜时,一部分声能被吸收并传导,称声导纳;一部分声能被阻反射回来,称声阻抗。中耳阻抗越大,声导纳越小;或者说声能传导越小,反射的越多。所以,从反射回来的声能可以了解中耳传音功能情况。测知这种声导纳(又称声顺)和声阻抗变化的仪器就是声阻抗-导纳测试仪,临床用于诊断中耳各种传音结构的病变、咽鼓管功能检查、感音神经性聋与传导性聋及精神性聋的鉴别、响度重振的有无、面瘫的定位、耳蜗与蜗后病变的鉴别、以声反射客观估计听阈等。它可补充甚至纠正其他听力检查法的不足,但不能取代,需结合其他检查综合分析,才能作出正确判断。

仪器主要由三部分组成:①空气压力系统;②声桥设计部分-声阻抗平衡部分;③声刺激部分。

检查基本项目有:鼓室导抗图、静态声顺值及镫骨肌声反射。

(1)鼓室导抗图:为测定外耳道压力变化影响下鼓膜连同听骨链对探测音顺应性的变化。

测试方法系将耳塞探头塞入受试侧外耳道内,压力高速 +1.96kPa(+200mmH$_2$O),鼓膜被向内压紧,声顺变小,然后将外耳道压力逐渐减低,鼓膜渐回原位而变松弛,声顺值增大,直到外耳道与教室内压相等时,声顺最大;超过此点后,外耳道变成负压,鼓膜又被向外吸紧,声顺变小。如此在外耳道压力变化影响下,声顺发生的变化可以从平衡计看出,并可以画出一条峰形曲线,称鼓室导抗图或鼓室功能曲线。此曲线可客观地反映鼓室内各种病变的特性,并显示鼓室压力,对鉴别诊断有重要意义。

(2)静态声顺值:外耳道与鼓室压力相等时的最大声顺,通常称为静态声顺值,即鼓室导抗图峰顶与基线的差距。由于正常静态声顺值分布范围较广,个体差异性大,与各种中耳疾患重叠较多,不宜单独作为诊断指标,仅作参考。

(3)镫骨肌声反射:将耳塞探头塞入一侧外耳道内(指示耳),传送刺激信号的耳机戴在对侧耳(刺激耳)。一定强度(阈上 70~100dB)的声刺激可引起双侧镫骨肌反射性收缩,增加听骨链的鼓膜劲度而出现声顺变化,这种变化可在平衡计上显示并画出反应曲线。这一客观指标可用来鉴别该反射通路上的各种病变。

①作为鼓室功能状态的客观指标:如鼓室病变引起的轻度传音障碍可使该侧声反射消失,借以鉴别传导性聋和感音神经性聋。

②重振现象的客观测试:正常人纯音听阈与声反射阈之间的差距约为 70dB 以上,重振耳感到的响度增加比正常耳快。如纯音听阈与声反射阈之差小于 60dB,为重振阳性,表示病变在耳蜗。

③声反射衰减试验：以500Hz或者说1000Hz反射阈上10dB的纯音持续刺激10秒，在此期间正常镫骨肌收缩反射无衰减现象，蜗后病变者听觉易疲劳，镫骨肌反射很快衰减。

④交叉和非交叉声反射对脑干病变的定位：镫骨肌反射弧在脑干中联系，对侧声反射弧跨越中线，同侧的不经过中线，测定对侧及同侧声反射，可用于听神经瘤和脑干病变的定位诊断。

⑤精神性耳聋的鉴别：精神性聋者如能引出声反射，即表示有一定程度的听力，如声反射阈优于"听阈"，更说明精神性聋的成分，但应注意重振的存在。

⑥面神经瘫痪的定位：根据镫骨肌反射的有无，可判断面瘫病损在镫骨肌神经远端或近端，并可提供面瘫早期恢复的信息。

⑦以声反射阈客观估计听阈：采用Niemeyer(1974)公式，纯音听阈=PTAR-2.5(PTAR-WNAR)，式中PTAR(纯音听反射)为500~4000Hz四个纯音声反射阈的平均值，WNAR(白噪声听反射)为白噪声反射阈。此法对不能和不肯合作的病人能迅速客观地得出纯音听阈的数值。

6.电反应测听法

是利用现代电子技术记录因声音刺激而在听觉系统诱发的电位变化的方法。由于近代听觉电生理学及电子计算机技术的发展，使诱发出的微弱电反应能清楚显示，以客观评价听觉系统的功能状态。适用于婴幼儿及不能配合检查的成年人的听阈测定、功能性聋与与器质性聋的鉴别、耳蜗及蜗后病变的鉴别、听神经瘤及某些中枢病变的定位诊断。

（五）前庭功能检查法

前庭功能试验是根据前庭系统病变时所产生的一系列症状，或以某些方法刺激前庭系统，观察其诱发的眼震、倾倒、眩晕和植物神经系统反应，以查明病变性质、程度和部位，亦用以协助诊断颅内的病变，也用于特殊从业者的选择或锻炼前的参考。由病变引起的体征称诱发性体征。

前庭功能检查的主要目的在于了解前庭功能状况，并为定位诊断提供依据。由于前庭神经系统和小脑、脊髓、眼、自主神经等具有广泛的联系，因此，前庭功能检查不仅与耳科疾病有关，而且和神经内、外科，眼科，内科，创伤科等亦有密切关系。了解中枢神经系统在维持平衡功能和视觉稳定方面的整合机制，对评价前庭功能检查结果亦非常重要。前庭功能检查主要可分为平衡及协调功能检查、眼动检查两个方面：

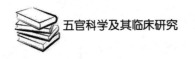

1.平衡及协调功能检查

检查平衡功能的方法很多,可将其大致分为静平衡和动平衡功能检查两大类。现择其中常用者简述如下:

(1)静态平衡功能检查法:

闭目直立检查法:作闭目直立检查法(Romberg test)时请受试者直立,两脚并拢,两手手指互扣于胸前并向两侧拉紧,观察受试者睁眼及闭目时躯干有无倾倒。平衡功能正常者无倾倒,判为阴性。迷路或小脑病变者出现自发性倾倒。

Mann 试验法:又称强化 Romberg 试验。被检者一脚在前,另一脚在后,前脚跟与后脚趾相触,其它同 Romberg 试验。

静态姿势描记法:上述静态平衡功能检查法均凭主观判断,结果不够精确。静态姿势描记法(static posturography)(又称静态平衡仪检查法)则可取得客观而精确的检查结果。

(2)动态平衡功能检查法:

星形足迹行走试验:行星形足迹行走试验(Babinski-Weil walking test)时,受试者蒙眼,向正前方行走 5 步,继之后退 5 步,依法如此行走 5 次。观察其步态,并计算起点与终点之间的偏差角。偏差角大于 90°者,示两侧前庭功能有显著差异。

动态姿势描记法:动态姿势描记法(dynamic posturography)有两种类型,一种测试受检者在跨步运动中的重心平衡状态(图 5-3-29);另一种通过改变受检者视野罩内容或角度、以及改变受检者站立平台或改变其角度,来检测受检者平衡功能。

(3)肢体试验:

过指试验:行过指试验(past-pointing test)时,检查者与受试者相对端坐,检查者双手置于前下方,伸出双食指。请受试者抬高双手,然后以检查者之两食指为目标,用两手食指同时分别碰触之,测试时睁眼、闭目各作数次,再判断结果,常人双手均能准确接触目标,迷路及小脑病变时出现过指现象。

书写试验:又称闭眼垂直写字试验。受试者正坐于桌前,身体各处不得与桌接触,左手抚膝,右手握笔,悬腕,自上而下书写一行文字或画简单符号,约 15~20cm。先睁眼后闭眼各书写一次,两行并列。观察两行文字的偏离程度和偏离方向。偏斜不超过 5°为正常,超过 10°示两侧前庭功能有差异。

(4)协调功能检查:小脑功能障碍主要表现为协调障碍及辨距不良,故协调功能检查用于检测小脑功能。常用方法包括指鼻试验、指—鼻—指试验、跟—膝—胫试验、轮替运动及对指运动等。

2. 眼动检查

眼动检查法通过观察眼球运动(包括眼球震颤)来检测前庭眼反射(vestibuloocu-lar reflex，VOR)径路、视眼反射径路和视前庭联系功能状态。

眼球震颤(nystagmus)简称眼震。眼震是眼球的一种不随意的节律性运动。前庭系的周围性病变、中枢性病变以及某些眼病均可引起眼震。前庭性眼震由交替出现的慢相(slow component)和快相(quick component)运动组成。慢相为眼球转向某一方向的缓慢运动，由前庭刺激所引起；快相则为眼球的快速回位运动，为中枢矫正性运动。眼球运动的慢相朝向前庭兴奋性较低的一侧，快相朝向前庭兴奋性较高的一侧。因快相便于观察，故通常将快相所指方向作为眼震方向。按眼震方向的不同，可分为水平性、垂直性、旋转性以及对角性等眼震。眼震方向尚可以联合形式出现，如水平-旋转性，垂直-旋转性等。

(1)眼震观察方式：

裸眼检查法：检查者用肉眼观察受试者裸眼，注意有无眼震及眼震的方向、强度等，用裸眼及 Frenzel 眼镜检查时，眼震强度可分为 3 度，I 度——眼震仅出现于向快相侧注视时；II 度——向快相侧及向前正视时均有眼震；III 度——向前及向快、慢相侧方向注视时皆出现眼震。

Frenzel 眼镜检查法：Frenzel 眼镜为一屈光度为+15D～+20D 的凸透镜，镜旁装有小灯泡；受试者戴此镜检查时，可避免裸眼检查时因受到固视的影响而使眼震减弱或消失的缺点。此外，由于凸透镜的放大作用及灯泡的照明，还可使眼震更容易被察觉。

眼震电图描记法：眼震电图描记仪(electronystagmography，ENG)是一种记录眶周电极间电位差的仪器。从生物电的角度来看，可将眼球视为一带电的偶极子，角膜具正电荷，视网膜具负电荷。当眼球运动时，由角膜和视网膜间电位差形成的电场在空间的相位发生改变，眶周电极区的电位亦发生变化：眼震电图描记仪将此电位变化放大，并通过描绘笔记录之(图 5-3-33，5-3-34)。用眼震电图描记仪记录眼震比肉眼观察时更为精确，可检出肉眼下不能察觉的微弱眼震，并提供振幅、频率及慢相角速度等各种参数；通过计算机分析，尚可对快相角速度，旋转后眼震及视动后眼震等等难以用肉眼观察的参数进行分析处理，更可提高其在诊断中的价值。ENG 检查既可在暗室，亦可在亮室进行；受试者睁眼、闭眼时均可检查，后者可消除固视的影响。但 ENG 有时亦可出现伪迹，不能记录旋转性眼震，应予注意。

红外电视眼震电图描记法：红外电视眼震电图描记法(videonystagmograghy，VNG)是近年来应用于临床检测眼球震颤的仪器，受检者佩带特制的 Frenzel 眼镜，该眼镜上

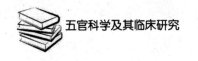

有红外摄像头而将眼动情况记录、传送至显示器及计算机。观察眼震直观。

（2）眼动检测方法：

自发性眼震检查法：自发性眼震（spontaneous nystagmus）是一种无须通过任何诱发措施即已存在的眼震。裸眼检查时，检查者立于距受试者 40cm～60cm 的正前方。请受试者按检查者手指所示方向，向左、右、上、下及正前方 5 个基本方向注视，观察其眼球运动。注意，检查者手指向两侧移动时，偏离中线的角度不得超过 20°～30°，以免引起生理性终极性眼震。若用眼震电图描记仪记录，受试者仅向前正视即可。

按自发性眼震的不同，可初步鉴别眼震属周围性、中枢性或眼性（见表 5-1）。

表 5-1　自发性眼震鉴别表

	周围性	中枢性	眼性
眼震性质	水平性，略带旋转	可为垂直性，旋转性或对角线性	钟摆性或张力性
方向	一般不变换	可变换	无快慢性
强度	随疾病发展过程而变化	多变	不稳定
眩晕感及恶心、呕吐等自主神经症状	有，严重程度与眼震强度一致	可无，若有，其严重程度与眼震强度不一致	无

视眼动系统检查法：是检测视眼动反射及视前庭联系功能状态的方法。

（1）扫视试验：又称视辨距不良试验（ocular dysmetria test）或称定标试验。请受试者注视并随视跟踪仪之灯标亮点移动，其速度为 350°～600°/s。以电眼震描记仪记录眼球运动的速度和精确度。脑干或小脑病变时结果异常。

（2）平稳跟踪试验：又称平稳跟随试验（smooth pursuit test）。受试者头部固定于正中位，注视距眼前 50～100cm 处的视标，该视标通常作水平向匀速的正弦波摆动，速度为 40°/s。视线跟随视标运动而移动，并以电眼震描绘仪记录眼动曲线，临床上眼动曲线分四型，正常曲线光滑（Ⅰ 型、Ⅱ 型），曲线异常（Ⅲ 型、Ⅳ 型）主要见于脑干或小脑病变。

（3）视动性眼震检查法：视动性眼震（optokinetic nystagmus，OKN）是当注视眼前不断向同一方向移动而过的物体时出现的一种眼震。检查时请受试者注视眼前作等速运动或等加、减速度运动的、黑白条纹相间的转鼓或光条屏幕，记录当转鼓正转和逆转时出现之眼震。正常人可引出水平性视动性眼震，其方向与转鼓运动的方向相反，两侧对称，速度随转鼓运动速度而改变。眼震不对称、眼震减弱或消失，或方向逆反，主要提示中枢病变。自发性眼震或某些眼病可影响结果。

（4）凝视试验：当眼球向一侧偏移时方出现的眼震称注视性眼震（又称凝视性眼

震,gaze nystagmus)。注视性眼震的快相与眼球偏转的方向一致,强度随偏转角度增大而加强,眼球向前直视时眼震消失,多示中枢性病变。

3. 前庭眼动检查法

主要指半规管功能检查。

(1)冷热试验:冷热试验(caloric test)是通过将冷、温水或空气注入外耳道内诱发前庭反应。根据眼震的各参数,其中主要是慢相角速度来分析反应的强弱,评价半规管的功能。

①双耳变温冷热试验:双耳变温冷热试验(alternate binaural, bithermal caloric test),又称 Fitzgerald-Hal1pike caloric test。受试者仰卧,头前倾30°,使外半规管呈垂直位。先后向外耳道内分别注入44℃和30℃水(或空气),每次注水(空气)持续40s,记录眼震。一般先注温水(空气),后注冷水(空气),先检测右耳,后检测左耳,每次检测间隔5min。有自发性眼震者先刺激眼震慢相侧之耳。一般以慢相角速度作为参数来评价一侧半规管轻瘫(unilateral weakness, UW;或 cana1 paresis, CP)和优势偏向(directiona1 preponderance,DP),Jongkees 计算公式为:

CP = {(RW+RC)-(LW+LC)/(RW+RC+LW+LC)}x100(±20%以内为正常)

DP = {(RW+LC)-(LW+RC)/(RW+RC+LW+LC)}x100(>±30%为异常)

RW=右侧44℃,RC=右侧30℃,LW=左侧44℃,LC=左侧30℃

此外,用冷热刺激尚可研究前庭重振与减振、固视抑制失败等,以区别周围性和中枢性前庭系病变。

②微量冰水试验:受试者体位同双耳变温冷热试验,或正坐、头后仰60°、使外半规管呈垂直位。从外耳道向鼓膜处注入 4℃水 0.2m1,保留 10s 后偏头,使水外流,记录眼震。若无眼震,则每次递增 0.2m1 4℃水试之,当水量增至 2ml 亦不出现反应时,示该侧前庭无反应,试毕一耳后休息 5min 再试对侧耳。前庭功能正常者 0.4ml 可引出水平性眼震,方向向对侧。

(2)旋转试验:旋转试验(rotational tests)基于以下原理:半规管在其平面上沿一定方向旋转,开始时,管内的淋巴液由于惰性作用而产生和旋转方向相反的壶腹终顶偏曲;旋转骤停时,淋巴液又因惰性作用使壶腹终顶偏曲,但方向和开始时相反。旋转试验方法主要分为两类(图5-3-37):①正弦脉冲式旋转试验(sinusoidal oscilation rotating test);②摆动旋转试验(impulsive rotating test)两类。

4. 其它激发性眼震检查法

(1)位置性眼震检查法:位置性眼震(positional nystagmus)是患者头部处于某种位

置时方才出现的眼震。检查时取如下头位：①坐位，头向左、右歪斜，前俯、后仰，向左、右各扭转60度。②仰卧位，头向左、右扭转。③仰卧悬头位，头向左、右扭转。每次变换位置时均应缓慢进行，在每一头位至少观察记录30s。变位性眼震主要用于诊断良性阵发性位置性眩晕。但通过诱发眼震的特征如潜伏期、持续时间、疲劳性、眼震方向及伴发眩晕的有无等，可资鉴别。

（2）变位性眼震检查法：变位性眼震（positioning nystagmus）是在头位迅速改变过程中或其后短时间内出现的眼震。变位性眼震检查法（Dix-Hallpike positioning test）过程如下：受试者先坐于检查台上，头平直。检查者立于受试者右侧，双手扶其头，按以下步骤进行：坐位——头向右转45°——仰卧右侧45°悬头——坐位——头向左转45°——仰卧左侧45°悬头——坐位，每次变位应在3s内完成，每次变位后观察、记录20~30s，注意潜伏期、眼震性质、方向、振幅、慢相角速度及持续时间等，记录有无眩晕感、恶心、呕吐等。如有眼震，应连续观察、记录1min，眼震消失后方可变换至下一体位。若在重复的检查中，原有的眼震不再出现或强度减弱，称疲劳性眼震。

无论是周围性或中枢性前庭系病变，均可引起这两种眼震。

（3）瘘管征：将鼓气耳镜置于外耳道内，不留缝隙。向外耳道内交替加、减压力，同时观察受试者的眼球运动及自主神经系统症状，询问有无眩晕感。当骨迷路由于各种病变而形成瘘管时，则会出现眼球偏斜或眼震，伴眩晕感，为瘘管征（fistular sign）阳性；仅感眩晕而无眼球偏斜或眼震者为弱阳性，示有可疑瘘管；无任何反应为阴性。由于瘘管可被肉芽、胆脂瘤等病变组织堵塞，或为机化物所局限而不与外淋巴隙相通，以及在死迷路时，瘘管虽然存在却不激发阳性反应，故瘘管试验阴性者不能排除瘘管存在之可能，应结合病史及临床检查结果判断。

（4）Hennebert征和Tullio现象：①向外耳道加减压力引起眩晕者，称Hennebert征（Hennebert sign）阳性，可见于膜迷路积水，球囊与镫骨足板有粘连时。②强声刺激可引起头晕或眩晕，称Tullio现象（Tullio phenomenon），可见于外淋巴瘘患者或正常人。

第六章　耳部疾病

第一节　先天性耳畸形

一、先天性耳前瘘管

先天性耳前瘘管(Congenital preauricular fislula)为第一、二鳃弓的耳廓原基在发育过程中融合不全的遗迹,是一种临床上很常见的先天性外耳疾病。国内抽样调查,其发生率达 1.2%,单侧与双侧发病比例为 4:1,女性略多于男性。瘘管的开口很小,多位于耳轮脚前,少数可在耳廓之三角窝或耳甲腔部,平时多无症状,不以为疾,及至感染,才引起注意并接受诊治。

(一)病因

瘘管为一狭窄盲管,可穿过耳轮脚或耳廓部软骨,深至耳道软骨与骨部交界处或乳突骨面,部分有分枝。管壁为复层鳞状上皮,皮下结缔组织中有毛囊、汗腺及皮脂腺,管腔内常有脱落上皮等混合而成之鳞屑,有臭味。管腔可膨大成囊状,感染时有脓液潴留,形成脓肿,管周有炎性浸润。

(二)临床表现

一般无症状,偶尔局部发痒,检查时仅见外口为皮肤上一个小凹,挤压可有少量白色皮脂样物,有微臭。感染时,局部红肿、疼痛、溢脓液,重者,周围组织肿胀,皮肤可以溃破成多个漏孔。排脓后,炎症消退,可暂时愈合,但常反复发作,形成疤痕,多见于耳屏前上方发际附近,瘘管深长者,可影响耳道软骨部及耳廓,一般不波及耳后沟及耳道骨部。

(三)诊断

根据病史与局部检查,容易作出诊断,按其瘘口位置与瘘管走向,要与第一鳃裂瘘相鉴别。急性感染及溃疡不愈时要与一般疖肿或一般淋巴结炎和淋巴结核溃疡相鉴别。

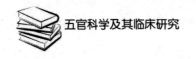

（四）治疗

无症状者可不作处理。局部搔痒、有分泌物溢出者，宜行手术切除。有感染者行局部抗炎症治疗，脓肿形成应切开引流，应在炎症消退后行瘘管切除术。

手术可在1%奴夫卡因局部浸润麻醉下进行，小儿可在基础麻醉加局部麻醉下进行。术中可用探针引导，或在术前用钝头针向瘘管内注入美蓝或甲紫液作为标志，采用此法时，注药不宜过多，注射后，稍加揉压，将多余染料擦净，以免污染术创。手术时可在瘘口处作梭形切口，顺耳轮脚方向延长，沿瘘管走行方向分离，直至显露各分支之末端。若有炎症肉芽组织可一并切除，术创应以碘酒涂布，皮肤缺损过大，可在刮除肉芽之后植皮或每天换药处理，创面二期愈合。

二、先天性耳廓畸形

先天性耳廓畸形（Congenital malformation of auricula）是第一、二鳃弓发育畸形所致。胚胎第6周在第一鳃弓和第二鳃弓上形成的6个丘样结节，逐渐隆起、融合、卷曲，至胚胎第三个月，合成耳廓雏形。其中第一结节发育为耳屏及耳垂的前部，第二、三结节成为耳轮脚，第四、五结节成为对耳轮，第六结节成为对耳屏及耳垂的后部，第一、二鳃弓之间的鳃沟中央的上半部将形成耳甲、下半部成为屏间切迹，随胚胎发育，耳廓体积增大，至出生后九岁时可近成人状。在胚胎三个月内受遗传因素，药物损害或病毒感染，均可影响耳廓发育致出现畸形。畸形可表现为位置、形态及大小异常三类，可发生在单侧或双侧。

（一）分类

1. 移位耳

耳廓的位置向下颌角方向移位，其耳道口亦同时下移，且常伴有形态和大小变化。

2. 隐耳

为耳廓部分或全部隐藏在颞侧皮下，不是正常45°角展开，表面皮肤可与正常相同，软骨支架可以触及，形态基本正常或略有异常。

3. 招风耳（Protruding ear）

耳廓过份前倾，至颅耳角接近90°谓之。

4. 猿耳（Macacus ear）

人胚胎第5个月的一段时间内，在耳廓上缘与后交界处有一向后外侧尖形突起，相当于猿耳的耳尖部，一般至第6个月时已消失，若有明显遗留，属返祖现象，若有部分遗留称为达尔文结节。

5. 杯状耳(Cup ear)

对耳轮及三角窝深陷,耳轮明显卷成圆形,状似酒杯而得名,其体积一般较正常为小。

6. 巨耳(Macrotia)

耳部整体成比例增大者少,多为耳廓的一部分或耳垂过大。

7. 副耳(Accessory auricle)

除正常耳廓外,在耳屏前方或在颊部、颈部又有皮肤色泽正常之皮赘突起,大小和数目形态多样,内可触及软骨,部分形似小耳廓,系第一、二鳃弓发育异常所致,此类病例常伴有其他颌面畸形。

8. 小耳(Microtia)

耳廓形态、体积及位置均有不同程度的畸形,且常与耳道狭窄、闭锁及中耳畸形伴发。按畸形程度可分三级:

(1)第一级:耳廓形体较小,但各部尚可分辨,位置正常,耳道正常或窄小,亦有完全闭锁者。

(2)第二级:耳廓正常形态消失,仅呈条状隆起,可触及软骨块,但无结构特征,附着于颞颌关节后方或位置略偏下,无耳道,且常伴中耳畸形。

(3)第三级:在原耳廓部位,只有零星不规则突起,部分可触及小块软骨,位置多前移及下移,无耳道,常伴有小颌畸形,中耳及面神经畸形,少数可伴 Branchio-oto-Renal(BOR)腭弓发育畸形综合征,此为早期发育障碍所致,发病率较低,约为外耳畸形的2%左右。

(二)诊断

应询问患者家庭中有无类似病例及母亲妊娠时有无染病或服药史,耳廓病变,根据视、触所见即可确诊,但应作全面检查,排除其他伴发畸形,为明确是否伴有中耳、面神经及内耳畸形,按需要安排:

1. 听功能检查

(1)音叉试验:Weber 试验:内耳正常偏患侧,内耳不正常可偏健侧。

Rinne 试验:内耳正常为阴性,内耳不正常可为阳性。

(2)电测听:纯音气骨导测试,内耳功能正常者呈传导性聋曲线,内耳功能不正常者呈感音神经性聋曲线。

2. 影像检查

耳部 X 光片和 CT 检查,可以确定骨性外耳道、乳突气房、鼓室、听骨链及内耳结

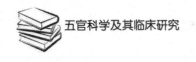

构是否存在、大小及形态是否正常。

（三）治疗

因耳廓形态奇异，影响外观要求治疗者，可根据病情于9岁以后（最佳为15岁以后）安排行整形手术矫治之，但双耳重度畸形伴耳道闭锁者，为改善听力，可在学龄前行耳道及鼓室成形术治疗。

三、先天性外耳道闭锁与中耳畸形

先天性外耳道闭锁（Congenital external acoustic meatus）是第一鳃沟发育障碍所致，单独出现者少，常与先天性耳廓畸形（Congenital malformation of aulicula）及中耳畸形（Congenital malformation of middle ear）相伴，发病率约为 0.05‰~0.1‰，男女差别不大，单侧和双侧发病之比为4:1。可因家族性显性遗传而发病，亦可因母体妊娠三至七个月期间染疾或用药不当，致耳道发育停顿而成。

先天性中耳畸形是第一咽囊发育障碍所致，可以与外耳畸形及内耳畸形相伴，亦可单独出现，表现为单侧或双侧传导性聋。

（一）分型

先天性外耳道闭锁　可伴发或不伴发中耳畸形，可根据病情不同，分为轻、中、重度，与耳廓畸形之1、2、3级大致对应。

1. 轻度

耳廓有轻度畸形，耳道软骨段形态尚存，深部狭小或完全闭塞，骨段形态完全消失或有一软组织索，鼓膜为骨板代替。鼓室腔接近正常，锤、砧骨常融合，镫骨发育多数正常，砧、镫关节完整。

2. 中度

耳廓明显畸形，耳道软骨段与骨段完全闭锁，鼓窦及乳突气房清楚，鼓室腔狭窄，锤砧骨融合并与鼓室骨壁固定。砧骨长突可以缺如与镫骨仅有软组织连接，镫骨足弓可有残缺。

3. 重度

耳廓三级畸形，乳突气化欠佳，鼓窦及鼓室腔窄小，锤砧骨常残缺，融合及固定，镫骨足弓畸形，足板固定或环韧带未形成。此类病例常伴有颌面畸形及面神经畸形，部分病例有内耳发育不全。

（二）单纯中耳畸形

包括咽鼓管、鼓室、乳突气房系统及面神经之鼓室部，可以合并出现，亦可以单独发生。其中，以鼓室畸形及面神经鼓室部畸形较为多见，分述如下：

1. 鼓室畸形

表现为鼓室腔周壁形态、容积的异常及鼓室内传音结构的畸形。

（1）鼓室壁的畸形：鼓室天盖不全，可有脑膜下垂。后下壁缺损可有颈静脉球异位，突入鼓室下部，鼓室内壁发育不良，可出现前庭窗及蜗窗封锁或裂开，前者有听力障碍，后者可出现脑脊液漏。

（2）鼓室内传音结构畸形：

听骨链畸形：听骨链完全缺如者很少，常见的畸形包括融合、部分缺如与不连接。①锤骨与砧骨融合：表现为锤骨及砧骨形态异常，关节面消失，融合成一块粗大骨质，并常与上鼓室骨壁有骨性连接。②砧骨长突缺如和镫骨足弓缺如：单独发生或同时出现。有时可能被一软组织条索代替。③镫骨足弓畸形：足弓呈板状或一弓缺如，亦有足弓形态基本正常，但与足板不连接。

鼓室内肌畸形：表现为镫骨肌、鼓膜张肌腱附着点及走行方向异常，过粗大、异常骨化或缺如等。以镫骨肌腱畸形较多见。

异常骨桥及骨板：起自鼓室壁，伸向鼓室腔内与听小骨连接，致听骨链活动受制，常见发自上鼓室壁岩鳞缝骨质与锤骨头连接，形成"外固定"，亦有发自鼓室后壁与镫骨连接，致镫骨固定。

2. 咽鼓管及气房系统畸形

表现为咽鼓管异常宽大或管口闭塞，亦可有咽鼓管憩室形成。鼓窦及乳突气房发育受咽鼓管影响，气化程度变化较大，鼓窦的畸形主要表现在位置及体积变异两方面，深在、过小的鼓窦会造成手术困难。

3. 面神经鼓室部的畸形

包括骨管异常、形态及走行变异等。

（1）骨管异常：骨管缺损，致面神经水平段暴露比较多见，可以局部性或整段缺如。骨管发育狭小者，出生后可有不全面瘫。

（2）面神经形态异常：以面神经分叉为多见，可在鼓室部分成两支，一支走在鼓岬部，一支在正常的位置。

（3）面神经走行异常：主要表现为面神经锥段（水平与垂直段交接处）的移位。向前下移位，可遮盖前庭窗或在鼓岬部经过，向后上移位，可走在水平半规管后上方的外侧。

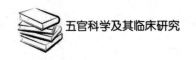

（三）诊断

通过局部检查,听功能和影像检查,了解骨性外耳道是否存在,乳突气化程度,鼓窦及鼓室腔大小,听小骨畸形,面神经及内耳畸形状况,为治疗提供依据。

（四）治疗

1. 目的

改善听力及/或外观。

2. 方法

以手术治疗为主。单纯中耳畸形者,常可通过鼓室探查术,根据所发现畸形的特点进行适当处理,以建立正常的气房系统及传音结构。有外耳道闭锁者,需行外耳道及鼓室成形术,伴有外耳畸形者可同时或择期行耳廓整形或耳廓再造术。

3. 时机与术式

（1）时机:单侧病例,可在成年后进行,或不作治疗;双侧病例,宜在学龄前(4~6岁)治疗。

（2）术式:外耳道成形与鼓室成形术可根据病情轻重及术者的习惯,选用经外耳道进路或经鼓窦进路两种术式。

经耳道术式:可用于部分闭锁或有骨性外耳道的软组织闭锁病例,在中、重度病例采用此法,容易发生面神经及鼓室结构损伤,应慎用。

经鼓窦术式:可用于中、重度病例。手术先找到鼓窦、开放上鼓室,显露听小骨的上部,然后切除鼓室外侧骨质,造就人工鼓膜的植床,并切除部分乳突气房,构成一个宽大的耳道。此法安全、稳妥,可以减少术后外耳道再次闭塞。

四、先天性内耳畸形

先天性内耳畸形(Congenital Malformation of inner ear)亦称先天性迷路畸形(Congenital Malformation of labyrinth),是胚胎发育早期(胚胎第 3~23 周)受遗传因素、病毒感染或药物及其他不良理化因素影响,致听泡发育障碍所致,是造成先天性聋的重要原因,约占 51.5%,其中又以遗传性聋为多。先天性内耳畸形可以单独发生,亦可伴随外耳、中耳畸形,部分病例伴有颜面器官、眼、口、齿畸形及/或伴有肢体与内脏畸形,耳部畸形仅为综合征中的部分表征。

（一）分类与分型

1. 按病因分类

（1）先天性遗传性内耳畸形,此类病例有家族史。

（2）先天性感染性畸形，是胚胎早期母体感染疾病所致，在胚胎1~3个月内，母体感染风疹者，有22%新生儿会出现先天性聋，其中8%有严重畸形，感染麻疹、腮腺炎等病毒亦可致胚胎受罹。

（3）理化因素损伤性畸形 曾在欧洲引起轩然大波的反应停（一种控制妊娠反应的神经安定剂），在妊娠45d内服用后可引起包括耳部畸形在内的多个器官及肢体的畸形，有报道认为眠尔通、喹宁等亦有致畸形反应。X射线及电磁波、微波的致畸作用，受到广泛关注，但目前尚无公认的发病率报道。

2. 按畸形的范围和程度分类

非综合征性（单纯性）耳畸形：为单纯的内耳发育障碍所致，不伴其他畸形，此类病例，在近亲婚配的后代中发生率较高。根据内耳畸形程度及残缺部位，可分为四型（Paparella & Capps，1973）。

（1）Alexander 型：即蜗管型，主要表现为蜗管发育不良。可以只侵及耳蜗基底回，表现为高频听力损失，亦可侵及蜗管全长，表现为全聋，而前庭功能可能尚正常。

（2）Scheibe 型：即耳蜗球囊型，此型病变较轻，骨性耳蜗及椭圆囊膜性半规管发育正常，畸形局限于蜗管及球囊，内耳部分功能存在，可以单耳或双耳发病。

（3）Mondini 型：为耳蜗发育畸形，骨性耳蜗扁平，蜗管只有一周半或两周，螺旋器及螺旋神经节发育不全，前庭亦有不同程度障碍。

（4）Michel 型：为全内耳未发育型，常有镫骨及镫骨肌缺如，此种病例，听功能及前庭功能全无。

综合征性耳畸形：此类内耳畸形除伴发外耳、中耳畸形外，尚有头面部不同器官及肢体、内脏畸形相伴发生，组成不同综合征，种类甚多，仅列举：

（1）Usher's syndrome：即视网膜色素变性、聋哑综合征，此型内耳病变可与Alexander 型相似，但伴有视网膜色素沉着，视野进行性缩小，亦可伴发先天性白内障。

（2）pendred's syndrome：即甲状腺肿耳聋综合征，此型内耳病变可与 Mondini 型相似，出生后即有耳聋，至青春期出现甲状腺肿大，成年后更加重，但甲状腺功能一般正常。

（3）Klippel-Feil's syndrome：即克里波-费尔症候群，有颈椎畸形，颈短，呈蹼状，后发际低垂。内耳、内听道及中耳结构均可有不同程度畸形，镫骨底板缺损者，蛛网膜下腔与鼓室相通，可发生脑脊液耳漏。

（4）Cerico-oculo-acoustic trias：亦称颈-眼-耳三联征，除 Klippel-Feil's syndrome 所具有的颈、内耳畸形外，尚有眼球运动障碍。

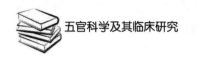

（5）Weardenburgs syndrome（华登堡症候群）：内耳发育不全，表现为中度或重度感音神经性聋，高频听力缺失，低频听力可能有残存。病人伴有内眦及泪点外移，鼻根高而宽，双侧眉毛内端散乱或相连，有部分或全部虹膜异色及白色束发。

（6）Ven der Hoeve's syndrome：亦称先天性成骨不全症，属于先天性骨质构造缺陷，表现为蓝色巩膜，临床性耳硬化症（镫骨底板固定）及容易发生多处长干状骨骨折，听力损失表现为进行性传导性聋，罹及双耳。

（二）诊断

病史及家族史：注意询问：①母体妊娠早期有无病毒感染，服用致畸药物，频繁接触放射线及电磁波等物理因素；②围产期胎位及分娩经过是否顺利；③发现病人失聪的时间、其他疾病史及接受过何种治疗。

进行全身体格检查及听功能检查。

耳部 X 线照片及 CT 检查，可以帮助确定内耳畸形的程度及类型。

对有家族史者，可行染色体及基因检查，以确定其遗传特征。

（三）治疗

根据耳聋的性质和程度，可分别采用下列方法：

传导性聋者，Ven der Hoeve's syndroms 致聋原因为镫骨底板固定，可以通过镫骨手术或内耳开窗术治疗，获得接近正常的听力。

中、重度感音神经性聋，多为高频听力损失严重，低频听力有不同程度残存，可选配合适之助听器，以补偿听力损失。

重度及极重度感音神经性聋，听阈达 85～90dB 以上，用助听器无法补偿者，可进行鼓岬电极检查，了解螺旋神经功能状况，部分病例可建议行人工耳蜗植入治疗。

五、第一腮裂瘘

第一腮裂瘘（First branchial cleft fictula）是第一鳃裂发育异常所致，与外耳道关系密切，亦称先天性外耳道瘘。胚胎第四周第一鳃裂沟逐渐深陷，其背部成为原始外耳道，中部形成耳甲腔，腹侧端消失。若胚胎第 2～4 个月期间，第一鳃沟腹侧消失不全，即可形成与外耳道关系密切的外胚层组织残留。出现发育障碍的胎龄不同变异可表现为囊肿、瘘管或窦道等多种形式，可能单独存在或伴有耳廓及外耳道畸形，其病理特征与先天性耳道瘘管相同。

（一）临床表现

由胎生而来，与外耳道关系密切，是第一鳃裂瘘的共同特征，按其表现形式不同，

可分为下列几个类型:

1. 囊肿型

表现为耳垂下方进行性增大之囊性包块,与表面皮肤无粘连,常在腮腺浅叶深面,部分包在腮腺内,与面神经颞骨外主干段相邻。有炎症时,可明显增大并有疼痛,炎症消退后包块可以缩小,但不消失。若炎症加重,形成脓肿,在耳下区皮肤溃破排脓形成久治不愈耳后瘘管。本病应与腮腺囊肿或耳下淋巴结炎、耳部结核鉴别。

2. 窦道型

表现为耳后或耳垂下方包块与囊肿型相同,区别在于有窦道与外耳道相连,在外耳道软骨段与骨段之间有瘘口残存,形成由外耳道峡部伸向耳廓后方或下方之窦道。因窦道狭小,外胚层组织排出物积存远端膨大而成囊状,若感染排脓,在耳后或耳下区溃破,可成为瘘管。

3. 瘘管型

此种畸形,有内、外两个开口。外口在耳垂下方或胸锁乳突肌前与下颌角后方一线的某一部位,内口可因发育障碍胎龄不同而有区别。因开口位置不同,可分阶段两种类型:

(1)单纯瘘管型:由第一鳃裂发育异常形成,其内口在外耳道峡部(骨部与软骨部交界处)。

(2)复合瘘管型:发育障碍出现在闭锁膜形成之前,第一咽囊与第一鳃裂之间沟通,此型由外胚层组成之瘘管内口可追溯至由咽囊发育而成之鼓室腔或咽鼓管。

(二)诊断

囊性包块的性质和瘘口位置,是临床确诊与鉴别的依据,有瘘口者可以通过着色法和注入 X-射线显影剂检查,了解其位置、走向及内口是否存在。应注意与腮腺囊肿、耳廓淋巴结肿大及耳部结核相鉴别。

(三)治疗

宜择期行手术切除,若有感染,需先行抗感染治疗,有脓肿形成者先切开引流,经局部换药,在急性炎症消退后行切除术。

麻醉:局部麻醉下进行,个别不能配合者可用全身麻醉,注射麻醉药后,可能出现术侧面瘫,如术中无损伤,术后即可恢复。

切口:在耳后沟下部至下颌角上方一线,根据囊肿大小及瘘孔位置确定。

手术可在注射染料的指示或在探针的引导下进行,此瘘管或囊肿可在面神经周

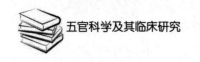

围,若有反复感染史者,常有粘连,在进行耳下区解剖时,必须注意保护面神经干段及其分支。术中,应将上皮组织全部清除,切口可以一期缝合,有感染者宜放引流,24h后拔除。

(四)预后

不经治疗者,难免反复感染,严重者可出现面神经损伤,出现周围性面瘫,手术后切口不愈或复发,为囊壁或管壁上皮组织残留所致。术后面瘫可因术中麻醉或手术牵拉引起,为暂时性,若误将面神经干或其分支(最常见为下颌缘支)损伤,可能出现永久性瘫痪,应及时探查及修复之。

第二节　耳创伤

耳创伤包括外耳、中耳及内耳创伤。较常见的几个代表性疾病,如:耳廓创伤及创伤后引起的化脓性炎症,鼓膜创伤及颞骨骨折。其中颞骨岩部骨折时,因其周围解剖关系复杂,除会引起外、中、内耳损伤外,还可造成全身症状、颅内损伤、面瘫等复杂的病症。

一、耳廓创伤

(一)病因

耳廓创伤(injury of auricle)是外耳创伤中的常见病,因为耳廓暴露于头颅两侧,易遭各种外力撞击。原因有机械性挫伤(contusion)、锐器或钝器所致撕裂伤(1aceration)、冻伤等。前两种多见,耳廓创伤可单独发生,也可伴发邻近组织的创伤。

耳廓有独特的组织结构和解剖形态,故其受伤后产生的症状和后果也有一定的特点。耳廓是由较薄的皮肤覆盖在凹凸不平的软骨上组成,耳廓前面皮肤较薄,皮肤与软骨紧密相贴;耳廓后面皮肤较厚,与软骨粘贴较松。耳廓软骨薄而富有弹性,是整个耳廓的支架,耳廓软骨如因外伤、感染发生缺损或变形则可造成耳廓的畸形,影响外耳的功能和外观,且此种畸形的修复较困难,故对耳廓的外伤处理要给予重视。

(二)临床表现

不同原因所致耳廓创伤在不同时期出现的症状亦不同。常见症状表现:早期多为血肿、出血、耳廓断裂,破损之处易发生感染;后期多为缺损或畸形。

出血多见于耳廓撕裂伤,大出血常见于耳廓前面的颞浅动脉和耳廓后面的耳后动脉受损。血肿常见于挫伤时出血积于皮下或软骨膜下呈紫红色半圆形隆起,面积视外力大小不同。因耳廓皮下组织少,血循环差,血肿不易吸收,处理不及时可形成机化致耳廓增厚,大面积血肿可导致感染、软骨坏死、耳廓畸形。

(三)治疗

治疗原则:及时清创止血,预防和控制感染,尽可能保留组织以免形成畸形。例如:当耳廓形成血肿时,应早期行抽吸治疗,大面积血肿应尽早手术切开清除积血,以免继发感染。血肿或开放性创口均易引发感染,多见绿脓杆菌和金黄色葡萄球菌感染,故应选用相应的敏感的抗生素,感染可造成软骨坏死液化,愈合后瘢痕挛缩出现耳廓畸形,再行手术矫正很难达到理想的成形。

二、鼓膜创伤

(一)病因

鼓膜位于外耳道深处,在传音过程中起重要作用,鼓膜创伤(injury of tympanic membrane)常因直接外力或间接外力作用所致,如用各种棒状物挖耳、火星溅入、小虫飞入、烧伤、掌击、颞骨纵形骨折、气压伤等。

(二)临床表现

患者可感突然耳痛、耳出血、耳闷、听力减退、耳鸣。气压伤时,还常因气压作用使听骨强烈震动而致内耳受损,出现眩晕、恶心、混合性听力损伤。

耳镜检查可见鼓膜多呈裂隙状穿孔,穿孔边缘及耳道内有血迹或血痂,颞骨骨折伴脑脊液漏时,可见有清水样液渗出。听力检查为传导性听力损失或混合性听力损失。

在鼓膜创伤的病例中,可同时造成听骨链中断,听力检查时可表现为明显的传导性听力损失。

(三)治疗

发病后尽早应用抗生素预防感染,外耳道可用酒精擦拭消毒,外耳道口放置消毒棉球。预防上呼吸道感染,嘱患者切勿用力擤鼻涕。保持耳内干燥。如无继发感染,局部禁止滴入任何滴耳液。一般伤后3~4周穿孔可自行愈合,也有更长者,较大穿孔不愈合者可行鼓膜修补术。

(四)预防

加强卫生宣传,勿自己挖耳,在强气压环境中工作者要戴防护耳塞,文明待人,勿

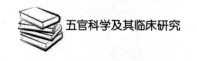

打架斗殴。

三、颞骨骨折

颞骨骨折(fracture of temporal bone)是头部外伤的一部分,在颅底骨折中岩部骨折多见。

(一)病因

主要因头部外伤所致,常见车祸、坠落及各种头部撞击力作用于颈枕部时引起的颅底骨折。同时,伴有颅脑外伤及不同程度的身体其他部位的损伤。在耳科范围内颞骨骨折可波及中耳、内耳及面神经,视骨折线与岩部的关系而定。

(二)分类

最早由 Uerich 提出颞骨骨折分为纵行骨折和横行骨折。1959 年由 Mchangh 提出分为三种类型:纵形、横行和混合型骨折。纵行骨折骨折线起自颞骨鳞部,通过外耳道后上壁、中耳顶部,沿颈动脉管,至颅中窝底的棘孔或破裂孔附近。横行骨折其骨折线常起自颅后窝的枕骨大孔,横过岩锥到颅中窝。有的经过舌下神经孔及岩部的管孔(如颈静脉孔),个别可经过内耳道和迷路到破裂孔或棘孔附近。不同类型的骨折临床症状也不相同,所以这种分型有重要的临床意义。

(三)临床表现

1. 全身症状

颞骨骨折常是颅底骨折的一部分,常首诊于神经内科或外科。此时全身症状明显,如外伤后头痛、昏迷、休克等。如因听力下降、耳闷来就诊,应注意患者有无全身症状,应以抢救生命为主,因为有些患者的昏迷等症状在外伤数小时后才出现。

2. 出血

颞骨纵行骨折波及中耳、外耳道可出现鼓膜破裂,血自外耳道溢出或自咽鼓管经鼻、咽溢出,据报道纵行骨折占颞骨骨折的 70%~80%。有 20% 的纵行骨折可两侧同时发生。

3. 脑脊液漏

3 型骨折均可引起脑脊液漏,因纵形骨折同时可伴硬脑膜撕裂伤,脑脊液可经鼓室、鼓膜损伤处流出,形成耳漏、鼻漏。横行骨折时,脑桥侧和颅后窝蛛网膜下腔的脑脊液经骨折缝流入鼓室亦可形成耳漏、鼻漏。

4. 听力下降及耳鸣

纵行骨折主要伤及中耳,故出现传导性听力损失和低频耳鸣。横行骨折易伤及内耳故多为感音性听力损伤,耳鸣多为高频性。如同时伤及中耳和内耳可出现混合性聋。

5. 眩晕

横行骨折伤及迷路前庭,故常发生眩晕,自发性眼震症状持续时间视病情轻重而定。

6. 面瘫

纵行骨折时面瘫的发生率为20%,多为面神经受压、水肿、血肿压迫面神经所致,预后好;横行骨折中发生率为50%,多损伤面神经颅内段至内听道段,预后差,较难恢复。

7. 影像学检查

·横行或纵行骨折要通过影像学检查获取信息,高分辨率的CT扫描可反映出骨折线的走行轴向及颅内积血、积气等症状。

(四)治疗

治疗原则:预防控制感染,一般禁止外耳道内填塞。首先治疗全身症状,再处理耳科情况,严重出血者请脑外科会诊共同抢救患者。有脑脊液漏者,严格按颅脑外伤处理。待病情稳定后可行手术探查。感音神经性耳聋及眩晕患者行相应治疗。若出现面瘫,经2~6周保守治疗无效,全身情况允许可行面神经减压术。

第三节　外耳道炎症

本节主要介绍外耳道的炎症疾病,包括外耳湿疹、外耳道疖、外耳道炎和坏死性外耳道炎。这些疾病具有炎性疾病的共同特征,又各有其特点。

一、外耳湿疹

湿疹(eczema)是指由多种内外因素引起的变态反应性多形性皮炎。发生在外耳道内称外耳道湿疹(eczema of external acoustic meatus)。若不仅发生在外耳道,还包括耳廓和耳周皮肤则为外耳湿疹(eczema of external ear)。

(一)病因

湿疹的病因和发病机制尚不清楚,多认为与变态反应有关,还可能和精神因素、神经功能障碍、内分泌功能失调、代谢障碍、消化不良等因素有关。引起变态反应的因素

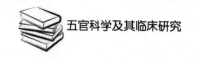

可为食物(如牛奶、鱼虾、海鲜等)、吸入物(如花粉、动物的皮毛、油漆、化学气体等)、接触物(如漆树、药物、化妆品、织物、肥皂、助听器外壳的化学物质等)及其它内在因素等。潮湿和高温常是诱因。

外耳道内湿疹常由接触过敏引起,Hillen 等报道 145 例外耳道炎中三分之一是过敏性接触性皮炎。最重要的过敏原是局部用药,如硫酸新霉素、多粘菌素 B 和赋形剂。化脓性中耳炎脓性分泌物对外耳道皮肤的刺激,外伤后细菌或病毒感染等也可引起外耳道湿疹。

(二)分类

对外耳道湿疹有不同的分类,有根据病程进行分类,分急性湿疹、亚急性湿疹和慢性湿疹。也有按有无外因分类,有外因者叫湿疹样皮炎,无外因者叫湿疹;前者又分为传染性和非传染性湿疹。后者则分为异位性皮炎(异位性湿疹)和脂溢性皮炎。

外耳的传染性湿疹多由中耳炎的脓液持续刺激引起,也可以是头颈和面部皮炎的蔓延。非传染性湿疹一般是物体(如助听器的塑料外壳、眼镜架、化学物质、药物、化妆品等)直接刺激皮肤引起的反应性皮炎,又称接触性皮炎。异位性皮炎是一种遗传性疾病,常见于婴儿,又称遗传性过敏性皮炎或婴儿湿疹。

(三)症状

不同的阶段湿疹表现不同。

急性湿疹:患处奇痒,多伴烧灼感,挖耳后流出黄色水样分泌物,凝固后形成黄痂。有时分泌物流到那儿就引起那儿的病变。

亚急性湿疹:多由急性湿疹未经治疗、治疗不当或久治不愈迁延所致。局部仍瘙痒,渗液比急性湿疹少,但有结痂和脱屑。

慢性湿疹:急性和亚急性湿疹反复发作或久治不愈,就成为慢性湿疹,外耳道内剧痒,皮肤增厚,有脱屑。

外耳道湿疹可能反复发作。

(四)检查

急性湿疹:患处红肿,散在红斑、粟粒状丘疹、小水泡;这些丘疹水泡破裂后,有淡黄色分泌物流出,皮肤为红色糜烂面,或有黄色结痂(图5-7-1)。

亚急性湿疹:患处皮肤红肿较轻,渗液少而较稠,有鳞屑和结痂。

慢性湿疹:患处皮肤增厚,粗糙,皲裂,苔藓样变,有脱屑和色素沉着。

（五）诊断

传染性湿疹：有化脓性中耳炎并有脓液流出，或有头颈和面部皮炎。非传染性湿疹有某种物质接触史，发病的部位一般在该物质接触的部位；病变的轻重和机体变态反应的强度以及刺激物质的性质、浓度、接触的时间有关。

（六）治疗

病因治疗：尽可能找出病因，去除过敏原。病因不明者，停食辛辣、刺激性或有较强变应原性食物。

告诉病人不要抓挠外耳道，不要随便用水清洗；如怀疑局部用药引起应停用这些药物；如由中耳脓液刺激引起者应用有效药物治疗中耳炎，同时要兼顾外耳道炎的治疗。

全身治疗：口服抗过敏药物，如苯海拉明、氯雷他定、地氯雷他定、西替利嗪、特非那丁，非索非那丁等。如继发感染，全身和局部加用抗生素。

局部治疗：有人提出"湿以湿治，干以干治"的原则。

急性湿疹渗液较多者，用炉甘石洗剂清洗渗液和痂皮后，用硼酸溶液或醋酸铝溶液湿敷。干燥后用氧化锌糊剂或硼酸氧化锌糊剂涂搽。局部紫外线照射等物理治疗也有帮助。

亚急性湿疹渗液不多时，局部涂搽 2%龙胆紫溶液，干燥后用氧化锌糊剂或硼酸氧化锌糊剂涂搽。

慢性湿疹，局部干燥者，局部涂搽氧化锌糊剂或硼酸氧化锌糊剂、10%的氧化锌软膏、白降汞软膏、抗生素激素软膏或艾洛松软膏等。干痂较多者先用双氧水清洗局部后再用上述膏剂。皮肤增厚者可用 3%的水杨酸软膏。

（七）预防

避免食用或接触变应原物质，及时治疗中耳炎及头部的湿疹，改掉挖耳等不良习惯。

二、外耳道疖

外耳道疖（furuncle of external acoustic meatus）是外耳道皮肤的局限性化脓性炎症。多发生在热带/亚热带地区或炎热潮湿的夏季，发病率与地区和季节有关，有报道占耳鼻咽喉病初诊患者的 1.8%~2.3%。

（一）病因

外耳道疖都发生在外耳道软骨部，因此处皮肤含毛囊、皮脂腺和耵聍腺，细菌侵入

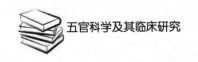

这些皮肤附件,感染而形成脓肿。外耳道疖的致病菌绝大多数是金黄色葡萄球菌,有时为白色葡萄球菌感染。

挖耳引起外耳道皮肤损伤,细菌感染。

游泳、洗头、洗澡时不洁的水进入外耳道,长时浸泡、细菌感染。

化脓性中耳炎的脓液刺激外耳道软骨部的皮肤引起局部的感染。

全身性疾病使全身或局部抵抗力下降,是引起本病的诱因,如糖尿病,慢性肾炎,营养不良等。

(二)症状

疼痛剧烈,因外耳道皮下软组织少,皮肤和软骨膜紧贴,炎性肿胀刺激神经末梢。如疖在外耳道前壁,咀嚼或说话时,疼痛加重。

疖破溃,有稠脓流出,可混有血液,但由于外耳道无粘液腺,脓中不含粘液。

脓液污染刺激附近皮肤,可发生多发脓肿。

疖部位不同可引起耳前或耳后淋巴结肿胀疼痛。

疖如在外耳道后壁,皮肤肿胀水肿可蔓延到耳后,使耳后沟消失,耳廓耸立。

严重者体温升高,全身不适。

(三)检查

因外耳道疖疼痛剧烈,检查者动作要轻柔;先不要置入耳镜,因疖肿在外耳道外段,置入耳镜很容易触碰到疖,引起病人剧烈疼痛。

有明显的耳屏压痛和耳廓牵引痛。

外耳道软骨部有局限性红肿隆起,或在肿胀的中央有白色脓栓。

疖形成后探针触之有波动感。

如已流脓,脓液很稠。

作白细胞检查可有白细胞升高。

(四)诊断和鉴别诊断

根据症状和检查所见,外耳道疖多不难诊断,但当肿胀波及耳后,使耳后沟消失,耳廓耸立,便需与急性乳突炎和慢性化脓性中耳炎耳后骨膜下脓肿相鉴别。

急性乳突炎和慢性化脓性中耳炎耳后骨膜下脓肿一般没有耳屏压痛和耳廓牵引痛。

由于外耳道没有粘液腺,因此,外耳道疖的脓液中不含粘液,脓液稠,有时含脓栓;而中耳乳突炎的脓液较稀,含有粘液。

外耳道疖可有耳前淋巴结的肿大和压痛,而急性乳突炎和慢性化脓性中耳炎耳后骨膜下脓肿不会引起耳前淋巴结肿大。

如疖不大或已破溃,可擦干外耳道脓液,用耳镜观察鼓膜,如鼓膜完整,多提示中耳无感染。

听力检查外耳道疖听力损失不如中耳乳突炎重。

急性乳突炎和慢性化脓性中耳乳突炎耳后骨膜下脓肿的乳突 X 线示乳突气房模糊。

（五）治疗

局部治疗:外耳道疖的局部治疗很重要,根据疖的不同阶段,采取不同的治疗方法。

疖的早期,局部局限性红肿疼痛,可用鱼石脂甘油纱条或紫色消肿膏纱条敷于红肿处,每日更换一次;也可局部物理治疗、微波治疗,促进炎症消散。

未成熟的疖禁忌切开,防止炎症扩散;如疖的尖端有白色脓栓时,可轻轻刺破脓栓,用棉棒轻轻将脓栓压出;如疖较大,有明显的波动,应局麻下切开引流,注意切口应与外耳道纵轴平行,防止痊愈后外耳道形成瘢痕狭窄;为防止损伤外耳道软骨,刀尖不可切入太深。切开后用镊子将稠厚的脓栓取出,脓液应作细菌培养和药物敏感试验,脓腔置引流条。如疖已经破溃,用3%的双氧水将脓液清洗干净,必要时也需在脓腔放置引流条,保持引流通畅。无论是切开引流,还是自行破溃,都要根据病情逐日或隔日换药,直到痊愈。

全身治疗:严重的疖除局部治疗外,另需口服抗生素。因外耳道疖大多数是金黄色葡萄球菌感染,首选青霉素或大环内酯类抗生素。如已作细菌培养和药物敏感试验,则根据试验结果首选敏感的抗生素。

三、外耳道炎

外耳道炎(otitis externa)是外耳道皮肤或皮下组织的广泛的急、慢性炎症。这是耳鼻喉科门诊的常见病,多发病。由于在潮湿的热带地区发病率很高,因而又被称为"热带耳"。

根据病程可将外耳道炎分为急性弥漫性外耳道炎和慢性外耳道炎。这里主要介绍急性弥漫性外耳道炎。

（一）病因

正常的外耳道皮肤及其附属腺体的分泌对外耳道具有保护作用,当外耳道皮肤本

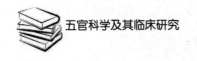

身的抵抗力下降或遭损伤,微生物进入引起感染,发生急性弥漫性外耳道炎症。如病人有全身性慢性疾病,抵抗力差,或局部病因长期未予去除,炎症会迁延为慢性。这里主要列出引起急性外耳道炎的病因。

温度升高,空气湿度过大,腺体分泌受到影响,降低了局部的防御能力。

外耳道局部环境的改变:游泳、洗澡或洗头,水进入外耳道,浸泡皮肤,角质层被破坏,微生物得以侵入。另外,外耳道略偏酸性,各种因素改变了这种酸性环境,都会使外耳道的抵抗力下降。

外伤:挖耳时不慎损伤外耳道皮肤,或异物擦伤皮肤,引起感染。

中耳炎脓液流入外耳道,刺激、浸泡,使皮肤损伤感染。

全身性疾病使身体抵抗力下降,外耳道也易感染,且不易治愈,如糖尿病、慢性肾炎、内分泌紊乱、贫血等。

外耳道的致病菌因地区不同而有差异,在温带地区以溶血性链球菌和金黄色葡萄球菌多见,而在热带地区,则以绿脓杆菌最多,还有变形杆菌和大肠杆菌等感染。同一地区的致病菌种可因季节而不同。

(二)病因

急性弥漫性外耳道炎病理表现为局部皮肤水肿和多核白细胞浸润,上皮细胞呈海绵样变或角化不全。早期皮脂腺分泌抑制。耵聍腺扩张,其内可充满脓液,周围有多核白细胞浸润。皮肤表面渗液、脱屑。

(三)症状

1.急性弥漫性外耳道炎

(1)疼痛:发病初期耳内有灼热感,随病情发展,耳内胀痛,疼痛逐渐加剧,甚至坐卧不宁,咀嚼或说话时加重。

(2)分泌物:随病情的发展,外耳道有分泌物流出,并逐渐增多,初期是稀薄的分泌物,逐渐变稠成脓性。

2.慢性外耳道炎

慢性外耳道炎常使患者感耳痒不适,不时有少量分泌物流出。如由于游泳、洗澡水进入外耳道,或挖耳损伤外耳道可转为急性感染,具有急性弥漫性外耳道炎的症状。

(四)检查

1.急性外耳道炎

(1)急性外耳道炎有耳屏压痛和耳廓牵引痛,因患者疼痛剧烈,检查者动作要轻柔。

（2）外耳道弥漫性充血,肿胀,潮湿,有时可见小脓疱。

（3）外耳道内有分泌物,早期是稀薄的浆液性分泌物,晚期变稠或脓性。

（4）如外耳道肿胀不重,可用小耳镜看到鼓膜,鼓膜可呈粉红色,也可大致正常。如肿胀严重,则看不到鼓膜,或不能窥其全貌。

（5）如病情严重,耳廓周围可水肿,耳周淋巴结肿胀或压痛。

2. 慢性外耳道炎

慢性外耳道炎外耳道皮肤多增厚,有痂皮附着,撕脱后外耳道皮肤呈渗血状。外耳道内可有少量稠厚的分泌物,或外耳道潮湿,有白色豆渣状分泌物堆积在外耳道深部。

将分泌物作细菌培养和药物敏感试验有助于了解感染的微生物种类和对其敏感的药物。

（五）诊断和鉴别诊断

一般来说,急、慢性外耳道炎的诊断并不难,但有时需与下列疾病相鉴别：

化脓性中耳炎：急性化脓性中耳炎听力减退明显,可有全身症状；早期有剧烈耳痛,流脓后耳痛缓解；检查可见鼓膜红肿或穿孔；脓液呈粘脓性。慢性化脓性中耳炎鼓膜穿孔,听力明显下降,流粘脓性脓液。当急、慢性化脓性中耳炎的脓液刺激引起急、慢性外耳道炎,慢性化脓性中耳炎松弛部穿孔被干痂覆盖时,或各自症状不典型,需将脓液或干痂清除干净,根据上述特点仔细检查,必要时暂给局部用药,告诉病人要随诊。

急、慢性外耳道湿疹或急性药物性皮炎：大量水样分泌物和外耳道奇痒是急性湿疹和急性药物过敏的主要特征,一般无耳痛,检查时可见外耳道肿胀,有丘疹或水疱。慢性外耳道湿疹局部奇痒,并有脱屑,可有外耳道潮湿,清理后见鼓膜完整。

外耳道疖肿：外耳道红肿或脓肿多较局限。

（六）治疗

清洁外耳道,保证局部清洁、干燥和引流通畅,保持外耳道处于酸性环境。

取分泌物作细菌培养和药物敏感试验,选择敏感的抗生素。

在尚未获得细菌培养结果时,局部选择酸化的广谱抗生素滴耳液治疗,注意不要用有耳毒性的和接触过敏的药物。

外耳道红肿时,局部敷用鱼石脂甘油或紫色消肿膏纱条,可起到消炎消肿的作用。

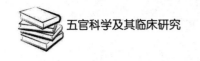

如外耳道严重红肿影响引流,可向外耳道内放一纱条引流条,滴药后使药液沿引流条流入外耳道深处。

近年的文献报道,用环丙沙星溶液滴耳治疗绿脓杆菌引起的外耳道炎效果较好。

严重的外耳道炎需全身应用抗生素;耳痛剧烈者给止痛药和镇静剂。

慢性外耳道炎保持局部清洁,局部用酸化的干燥的药物,可联合应用抗生素和可的松类药物。

(七)预防

改掉不良的挖耳习惯。

避免在脏水中游泳。

游泳、洗头、洗澡时不要让水进入外耳道内,如有水进入外耳道内,可用棉棒放在外耳道口将水吸出,或患耳向下,蹦跳几下,让水流出后擦干。

四、坏死性外耳道炎

坏死性外耳道炎(necrotizing external otitis)又称恶性外耳道炎(malignent external otitis),是一种危及生命的外耳道、颅底及周围软组织的感染。以耳痛、流脓、外耳道蜂窝织炎和肉芽肿为特征,可累及面神经等多组颅神经。

1959 年 Meltzer 和 klemen 首先报道这种疾病,认为是绿脓杆菌引起的颞骨骨髓炎,其后陆续有文献报道,并命名为恶性外耳道炎和坏死性外耳道炎,多发生于老年糖尿病病人。

(一)病因

恶性外耳道炎 50%以上发生在老、中年糖尿病病人,近年陆续有文献报道发生在艾滋病、肾移植、骨髓移植和急性白血病病人。

致病菌多是绿脓杆菌,约占 90%,其它有葡萄球菌、链球菌和真菌感染等。

(二)病因

感染始于外耳道皮肤,破坏外耳道骨部和软骨部,向颅底扩散,引起颅底骨质的骨髓炎,破坏岩骨,进而向邻近的腮腺、血管和神经等软组织侵犯,有文献报道侵犯眶尖,可引起视神经炎。还可引起脑膜炎、脑脓肿、乙状窦栓塞等颅内并发症。

(三)症状

起病急,耳痛,多是持续的,逐渐加剧;耳流脓,如外耳道有肉芽,分泌物可呈脓血性;如引起颅神经损害则有相应的颅神经症状,如面瘫,颈静脉孔综合征等。

（四）检查

外耳道有脓性或脓血性分泌物。

外耳道肿胀、蜂窝织炎、有水肿的肉芽和坏死物,非绿脓杆菌感染的坏死性外耳道炎可无肉芽。

可有耳周软组织肿胀。

CT 检查可见外耳道骨部和颅底有骨质破坏。

病变侵犯颅神经可见相应的颅神经受损的改变。

（五）诊断和鉴别诊断

具有上述症状,有糖尿病或上述疾病,对常规治疗无反应要考虑坏死性外耳道炎。应和严重的外耳道炎或良性坏死性外耳道炎相鉴别。除上述典型症状和体征外,CT 检查可见骨皮质受侵,MRI 很好地看到颞骨下软组织异常,T1、T2 均为低密度影,还可以看到脑膜的增强和骨髓腔的改变。闪烁显像技术也有助于鉴别坏死性外耳道炎和严重的外耳道炎,后者未侵入邻近的骨质。良性坏死性外耳道炎以骨板无血管坏死,且可再钙化为特征。

（六）治疗

坏死性外耳道炎是一种可致死性疾病,早期诊断和治疗非常重要。

全身治疗,有糖尿病者应控制血糖,有免疫缺陷者应增强抵抗力和作相应的治疗。

作细菌培养和药物敏感试验选择敏感的抗生素。

抗生素的选择,文献报道有多种方案:氨基糖甙类抗生素和半合成青霉素联合静脉给药;头孢他啶静脉给药;环丙沙星口服。用药时间需数周。

手术治疗,有人作根治性手术,有人仅清除病灶。也有人认为手术会引起炎症的扩散。

有文献报道作辅助的高压氧治疗,可解决组织缺氧,增强对病原菌的杀伤力,刺激新生微血管形成,增强抗生素的作用。

（七）预后

由于致病菌毒力强,患者有全身疾病,抵抗力差,治疗难度大,可是致死性的。各家报道疗效不一, 但一旦合并有颅神经损伤,预后多不佳,文献报道,伴面瘫,死亡率50%,多发颅神经损害,死亡率高达 80%以上。